佛弟子張瀞文　願以此神聖精油第一部禮敬與供養
大日如來世尊與所有精油上師
以此功德迴向給我的父母以及過去、現在與未來我
的所有個案、病人與學生
並以此功德發願——
願聽我言者，心傷速癒。
願受我觸者，身傷速痊。
願見我面者，自淨冤業。
願聞我名者，心證菩提。

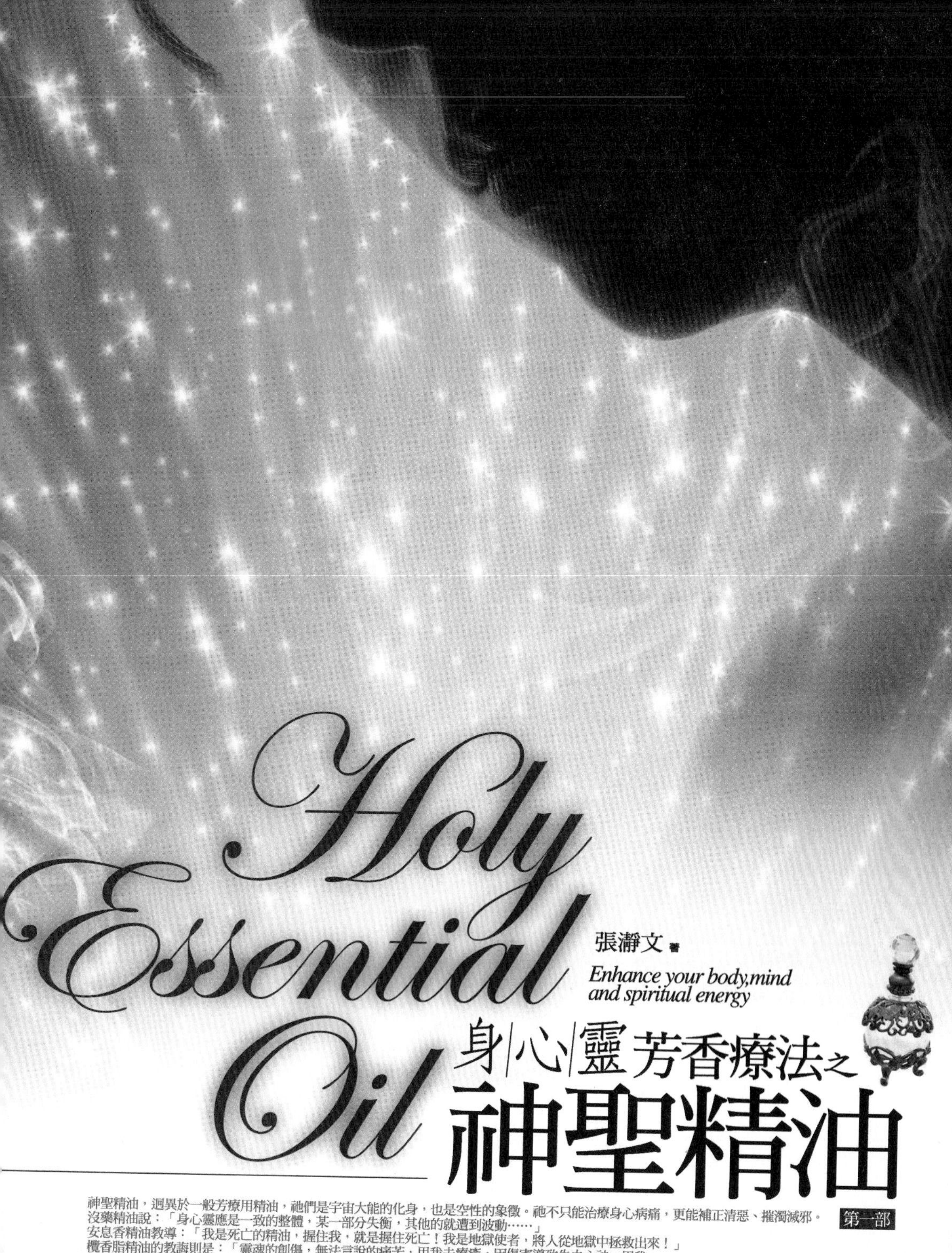
Holy
Essential
Oil
張瀞文 著
Enhance your body,mind
and spiritual energy
身|心|靈 芳香療法之
神聖精油
神聖精油，迥異於一般芳療用精油，祂們是宇宙大能的化身，也是空性的象徵。祂不只能治療身心病痛，更能補正清惡、摧濁滅邪。
沒藥精油說：「身心靈應是一致的整體，某一部分失衡，其他的就遭到波動……」
安息香精油教導：「我是死亡的精油，握住我，就是握住死亡！我是地獄使者，將人從地獄中拯救出來！」
欖香脂精油的教誨則是：「靈魂的創傷，無法言說的痛苦，用我去療癒，因傷害導致失去心神，用我。」
十種神聖精油植物，十種神聖訊息，十種治癒身心靈的新契機
第一部

國家圖書館出版品預行編目資料

身心靈芳香療法之神聖精油/ 張瀞文著
一初版一台北市：佳赫文化行銷，2009.05
面；16.5X21.5公分

ISBN : 978-986-85311-2-3 (第一部：平裝)
1.芳香療法 2.香精油

418.995 98008852

身心靈芳香療法之神聖精油

作　　者：張瀞文
總 編 輯：許汝紘
主　　編：黃心宜
美術編輯：簡華儀
插　　畫：劉佳揚

發　　行：楊伯江、許麗雪
出　　版：佳赫文化行銷有限公司
地　　址：10696台北市大安區忠孝東路四段341號11樓之3
電　　話：(02) 2740-3939
傳　　真：(02) 2777-1413
網　　站：http://www.cultuspeak.com.tw
E-Mail：cultuspeak@cultuspeak.com.tw
郵撥帳號：50040687 信實文化行銷有限公司

印刷：漾格科技股份有限公司
地址：台北市中正區牯嶺街53號1樓　電話：(02) 2391-5059
總經銷：時報文化出版企業股份有限公司
地址：中和市連城路134巷16號　電話：(02) 2306-6842

2009年6月初版一刷
定價：新台幣280元

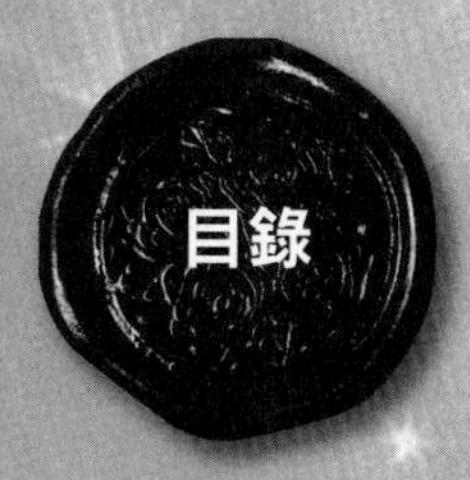
目錄

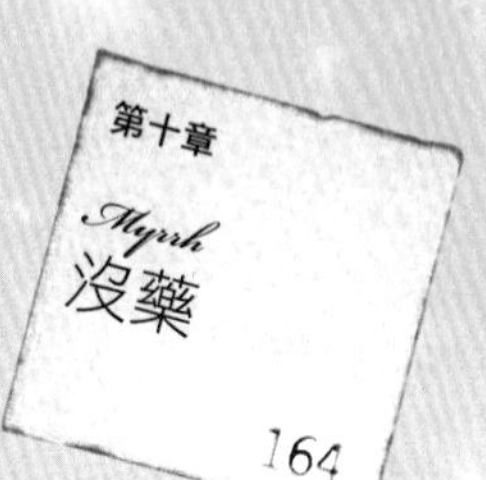

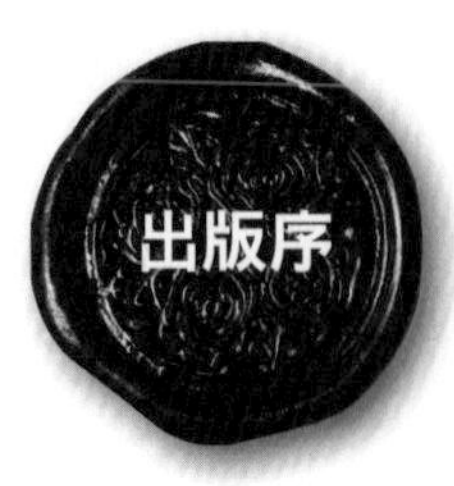

與《神聖精油》之神聖對話

生命是什麼？生活又是什麼？

在一個混亂的世紀裡，許多人都在庸庸碌碌的忙碌生活中，迷失了自己。

當「活在焦慮中」成了現代人的無奈時，將心靈的空虛寄託在宗教裡，成了當今的顯學。追求心靈的純淨與提昇，更成了現代人茶餘飯後重要的話題。

這股影響力無比龐大的心靈療傷運動，讓許多活在挫折中心靈受傷、心靈空虛的人們，找到依靠。各式各樣的靈療方法，在短短幾年內如雨後春筍般，應運而生，各種宗教派別的彰顯、五花八門的禪修課程、各式各樣養身氣功、新時代運動的蓬勃發展、宇宙能量的開發與運用…紛紛出籠。凡此種種，無非就是要求得焦慮生活中，片刻心靈的安慰與平靜。

然而，從古埃及人就開始研究並廣泛使用的芳香療法，經過了世世代代的研究與改進，除了治療的功能之外，已經成了現代人生活當中嗅覺體驗的重要一環。就經濟效益來說，芳療與香味的經濟行銷，早已悄悄的進駐我們的生活，成為療癒功能之外的重要行銷工具。除了女士們對於香水的普遍使用外，全球頂級的五星級飯店，一定擁有他們專屬、研發的特殊香氛氣息，那是他們獨家的芳香氛圍，能夠為他們帶來獨一無二的感官享受，並且塑造無上的尊貴感。而芳香療法與中醫經絡的結合，更成為解除身體的壓力與不適感之外，身心靈整合療癒的重要工具。

瀞文從三年前開始，進行與植物對話的研究工作，每一次從沙勞越回台，我都會聽到她對於精油研究的大幅進展，這本《身心靈合一芳香療法之

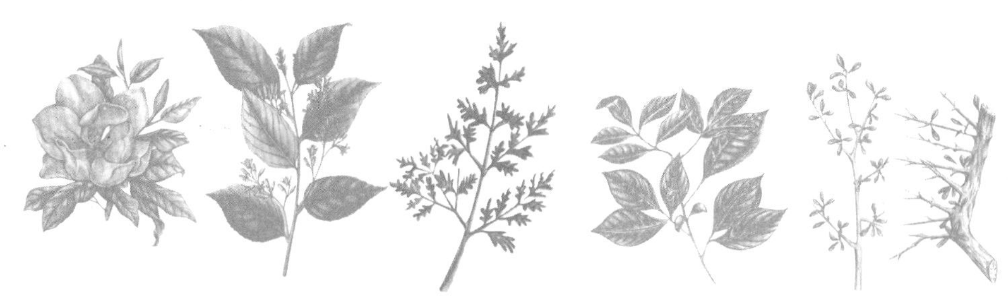

神聖精油》第一部，是她精油研究系列的第一本書，而《神聖精油》之所以神聖，乃在於這些精油項目，對於身心靈合一療法的奇妙效果，本書當中有滸文第一手與植物對話的紀錄，以及她親身進行療癒工作的體會與研究。

但無論如何，每一個人走到了生命的某個交叉點，都應該回過頭去審視自己的生命過程。當我們都能每日，或每十年回過頭去省視自己，並且前瞻未來時，就會懂得覺知生命的價值與意義。

心靈書系的誕生，衍生自環保與生活兩大書系。心靈不平靜，如何關懷我們生活的環境品質？身體不健康，又如何能享受生活美學的優雅與快樂？期待每一本關於心靈成長與改變的書籍出版時，都能帶給讀者新的思維與體會。當生命陷落，需要支持與幫忙的關鍵時刻，每一個人都可以找到正確的方法，遇見適合自己的心靈導師與療癒方法。

高談文化集團社長

許汝紘

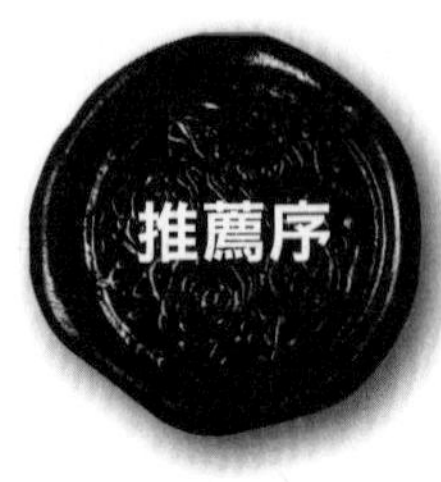

拋開既有定見，走向神聖的學習之旅

您對精油有多熟悉？您對芳香療法有多少知識、瞭解與實務經驗？

我接觸精油，始於研究所時代。我大學時因為體質因素加上使用保養品不當，致使皮膚過敏、容易紅腫，便開始接觸含天然萃取物的產品。研究所一年級（1995年）時購得第一批純精油，令自小喜愛植物的我歡喜不已，原來植物產品還有這個面向，既保留高度植物精華且方便攜帶，自此一頭栽進精油的世界裡。

初接觸精油時，芳香療法相關的中文書籍極少（1996年世茂出版社的《芳香療法精油寶典》是當時唯一具專業權威的芳療書籍）。為了瞭解精油，我積極在網際網路中蒐尋相關的英文資料。但讀遍各類精油資料，共通的作用推論大多是：精油→化學類型屬性→效用（產生的結果），其間的聯結性與原因卻甚少說明，或者僅提出少量的研究結果，因此我對精油所產生的作用往往知其然但不知所以然。為了繼續使用精油，我一方面暫且接受這樣的邏輯，因為這邏輯在使用上仍有其便利性；另一方面則試圖從精油的源頭——芳香植物（Herbs）的角度去了解；但其間的聯結性說明仍相當模糊。

1997年，我嘗試透過網路接觸國外精油商，開始直接進口純精油，也因而發現精油與芳療的世界是如此廣濶，不受台灣代理商進口品項的限制（一般代理商販售的精油種類大多在三十至五十種之間）。如此，接觸的精油種類日益增加，相對的，對精油資訊的需求也日益迫切。

自行進口精油的同時，我也研究及進口各種基礎油及基質，並藉由蒐尋、研讀西方早期護膚保養品的調製文獻，開始研發各種配方及調配方式，身邊

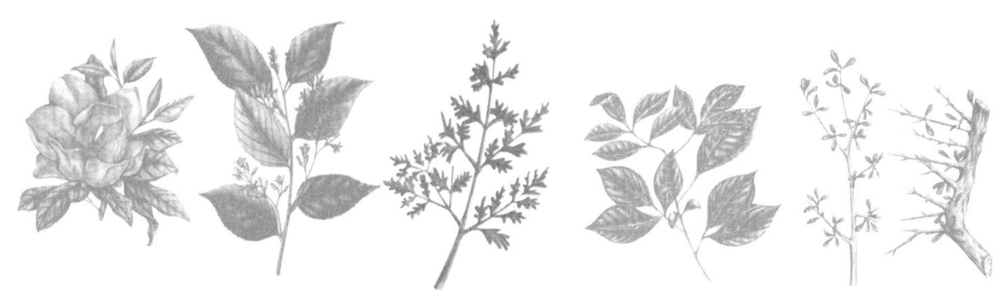

始終充滿各種香氣及各類調製工具及成品，同時也備受精油們的照顧。

2002年，我回嘉義定居，2003年夏天開始接受西方傳統芳香療法的教育訓練，共約接受了二百多小時的課程。在原文嘉老師的教導下，對芳療有進一步的了解。2004年底取得美國NAHA（國家整體芳香療法協會）的國際專業會員證書。

2006年初夏，我正式成立今世合企業有限公司，並創設自有品牌Sunrise Terra，開始經營芳療相關業務，尤重在精油、基礎油及純露的進口、販售及教學。Sunrise Terra販售的精油、基礎油及純露等天然產品種類逾二百種，為明確標示產品的相關資訊（包括中／英文名稱、學名、萃取部位／方式、產地等），我決定採用最簡明的白底黑字標籤，讓消費者可確知其所購買的內容。

經營公司業務的同時，我仍定期定額進口各種國內少見精油或基礎油，以持續研究和開發。在此過程中，我深受源自野生植物所萃取的精油所吸引。和一般量產或有機栽植的精油相較，野生精油具有十分特別的風味，其氣味自成一格，渾然天成，具有更強的能量，因此Sunrise Terra亦盡量多引進各種野生精油。

在接觸精油的歷程中，最關鍵的時間點是在2007年夏天「遇到」張瀞文老師。當時張老師急需基礎油，透過我的大學同學淑真介紹，與我以MSN聯繫，也開啟了我關於精油奇特而神聖的學習之旅。

在幾次供應基礎油給張老師的同時，我附上一些自認為品質優良的純精油

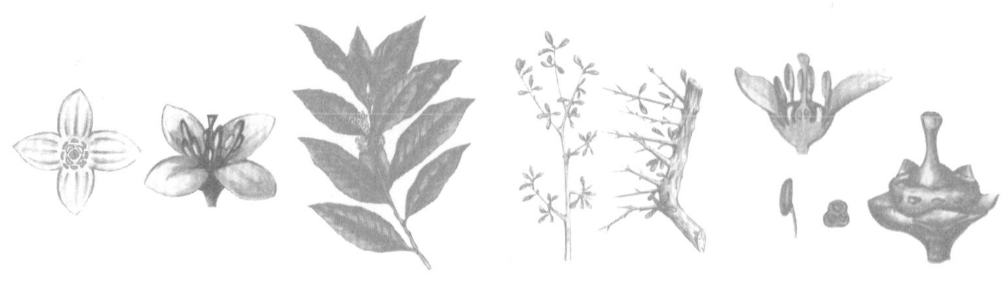

（大多是野生的植物所萃取的）。不久後，竟收到老師傳來她與各種精油對話的紀錄檔案。細讀後，我深為感動。老師與精油對談的內容，和我所學的西方傳統芳療對照下來，約有70%相符；剩下30%的差異，或傳統芳療未提及的部分，我透過自己身體去做實驗、感受及了解，發現精油上師們所教導的是對的。更重要的是，透過張老師與精油對話內容，我逐漸了解精油對人體產生作用的機制何在；這在傳統芳療中雖有部份教導，但精油上師們的教導更為深入。

在另一次MSN對談中，瀞文老師利用精油配合海寧格的家族系統排列療癒方式，幫我請出寄宿於身的家族先人靈魂；再輔以瀞文老師設計的生命數字精油，讓我深刻地體驗到精油對身心靈所產生的多重作用及整體性療癒。這次的經驗，也讓我領悟到，精油對人體絕非如一般芳療、精油業者或老師所言：「相對於花精或靈性彩油，精油的作用主要是針對身體層次。」事實上，精油帶給我們的，是身心靈整體性的正向能量與影響。

本書提到精油上師教導了一個重要概念，就算同一品種的精油，也會因產地不同而有不同作用，或適合不同類型的人；這我在自行研究精油時已有所體悟。精油上師們明確地指出，同一品種的植物如狹葉薰衣草（Lavandula angustifolia），在保加利亞、法國、義大利……等不同國家、不同風土氣候培育之下，生產出來的精油，會有不盡相同的作用，對人們產生不同的影響。

回顧有精油為伴的這段歲月，精油們陪我度過多次低潮與艱辛。近年來，在瀞文老師如師、如友、如手足的關照及教導下，更讓我在身心靈各方面有

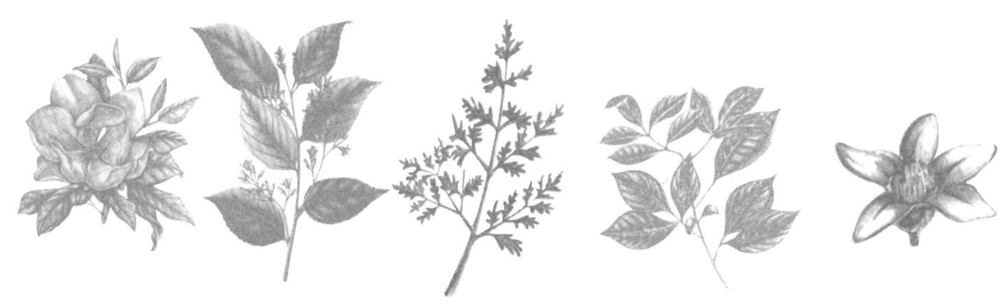

突破性的成長。而今在滸文老師督促下，我正在學習如何應用精油上師們的教導，進行配方的設計，這是另一段需要拋卻既有芳療成見的學習，我正在努力中。

我所認識的滸文老師是為真理而言的人。透過滸文，我們可以得知精油上師所教導的自然真理，這是一趟寶貴而神聖的學習之旅。不論您對精油或芳香療法的了解是0或100以上，我都極力建議您先拋開既有定見，與我共同閱讀《身心靈合一芳香療法之神聖精油》，開啟一段神聖的學習旅程！

今世合企業有限公司
劉靜芬

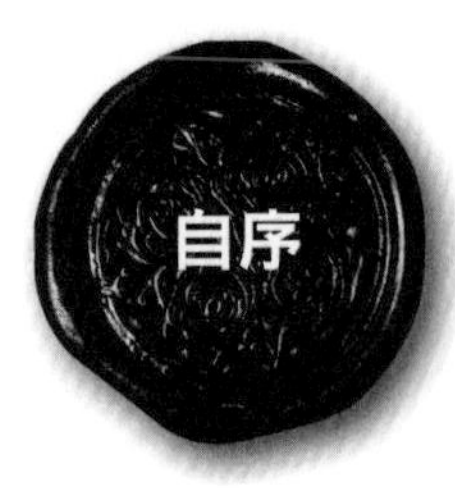

植物精油奇緣

與精油奇遇在2006年。這之前我對精油一竅不通，現在我是植物精油上師的門徒，也是專精的芳療師與芳療講師，三年不算長，但是1000多個日子，除了四次回台授課，我幾乎每天閉關研讀精油，與精油對話，總共研讀了300多種精油，以及多種基礎油與純露。為了研讀精油，2007年只在年底回台一次，整年幾乎不接電話、不接個案，全然醉心於植物精油的教導中。

2006年我正逢變化多端的流年5，二月底《我要快樂》出版，我回台參加海寧格亞洲大會、開課並且宣傳新書，發生了兩件意料外的機緣，遇見精油是其一，另一件是主持台視數位廣播網，兩機緣交織發展，至今衍生出許多善因緣。

與精油結緣起於某網路書店想要錄製《我要快樂》的語音訪問檔，此訪問的主持人是精油熱愛者，未進錄音室就請我品嚐精油，我喜歡這個女孩，但是對精油沒什麼興趣，她邀我去芳療學院參觀，我回台的行程都很緊湊，大多數是沒空去哈啦，可是很巧，當天晚上突然沒事，我在台視錄音結束，她們就開車來接我。

去到那裡，我還是對精油沒什麼興趣，一群女人倒是聊得很愉快，與她們相約下次回台去那裡開冥想課程。後來真的就開了四次晚間課程，因為她們沒對會員收上課費用，而且我實在太開心了，破天荒地跟他們說，講師費免收！就因為這樣，院長決定送我十二瓶精油。

奇異的事情發生了！

當我打開精油木盒，突然感應到精油傳遞給我強大訊息，眼皮直跳，一

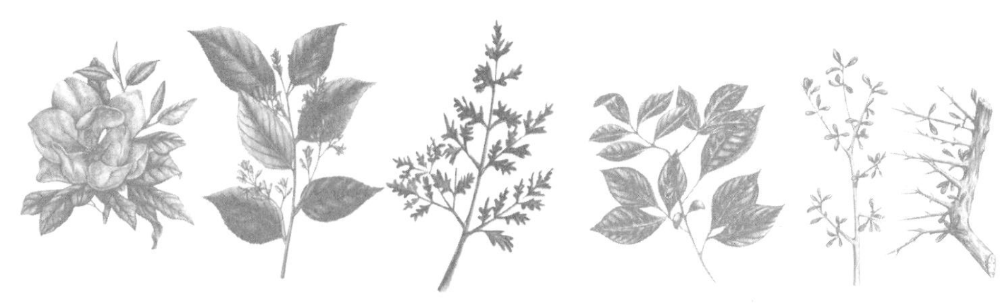

蓋上盒蓋，訊息就停歇，眼皮就不跳了，整個都安靜下來，一開盒蓋，眼皮猛跳，十二瓶精油同時發出訊息給我，連著開開關關很多次，去檢驗我的感應，真有趣耶！很清楚知道祂們有話跟我說，而且我知道一場奇遇即將開啟，我馬上就決定再買十二瓶，總共帶二十四瓶精油回古晉去研究。

就這樣我一頭栽入芳香療法的世界。

過去的我，不使用精油，完全沒有芳療知識，沒看過任何芳療書籍，根本不留意這些訊息，所以我帶著空白的心識去聽取植物精油上師的教導，在解讀過程中不斷地被精油上師的能量與智慧所馴養，也不間斷地質疑我所解讀的訊息（總是問我自己，這是我的妄念與幻想嗎？），我會以現在流通的芳療資料來交叉印證，另外也以多次解讀來交叉印證，也以質疑精油上師來交叉驗證（被質疑或是問太多問題的時候，人類上師會生氣，精油上師並不會，反而會很高興）。

為求準確的信度與效度，每次解讀精油之前，先不閱讀任何資料，甚至頭一年我刻意不記住所有解讀出的訊息，讓自己每次都是帶著空無去聽取訊息，聽完後再去交叉比對，每次讀取訊息都是以不相信作為開始，卻結束於衷心的折服。

研究了一年，我開始不滿意原來提供精油的廠商，就在我想要另覓供應廠商時，另一段奇緣又開始。某夜我突然想到一位相熟的總編輯曾說過她有個大學同學，從大學時代就玩精油，也自己從國外進口精油，她曾說這同學的寢室裡充滿香氣與瓶瓶罐罐，活脫脫就是女巫一個。

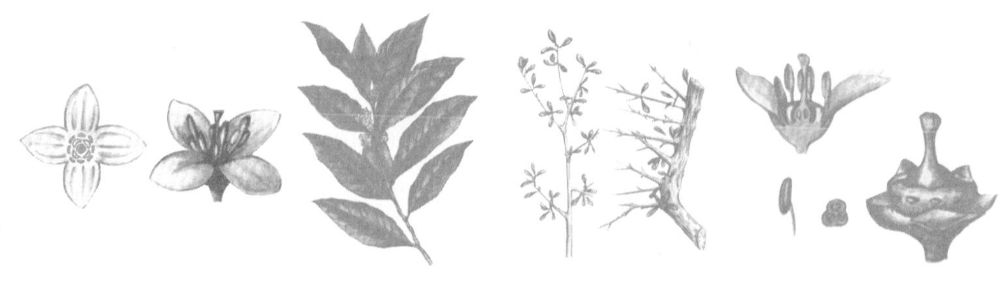

於是我很快透過她，在msn上認識了劉靜芬（感謝網路的無遠弗屆）。從此她供應我品質極優，非常新鮮，而且誠實標明出處，所有資料皆明確，種類超過三百種的植物精油，不只如此，我們已經結合成為共同成長與奮鬥的夥伴，彼此亦師、亦友、亦似手足。

從2006年至今，所有與精油有關的一切都彷彿被一雙無形的手安排著，所有機緣都心想事成，我順利考取了中國的芳療師與講師執照，至今研發了數字精油系列配方、經絡養生系列配方以及身心靈整合系列配方，而且沒去積極推銷，且銷售時還挑選客人，如姜太公釣魚一般，就自動吸引了相當數量的客戶，得到很多令人感動的回饋與臨床驗證。

在此我要多做說明，植物精油上師並不是所謂的指導靈，祂們是宇宙大能的化身，也是空性的象徵，除了解讀精油時間之外，精油不會自動與我溝通。我也從不接受指導靈在我身邊囉哩巴唆，我是一個嚴守戒律、謹慎修持的佛弟子，除了佛法與心理學專業，我從不研修其他五花八門的靈修法門，從來不使用那些靈修派別的能量產品，因此我的精油配方產品並不同於那些產品，請不要搭配使用，因為OMaroma的產品是絕對正能量，不只強力補充正能量，並強力排除負能量，見濁邪即摧滅，絕不留情。

因為我擁有豐富的心理學、社會學與成人教育學專業與實務經驗，精油一開始的教導都是以此領域與祂特有的哲學思維為主，接著我研究關於生命數字學精油配方上的應用，祂就教導數字學相關應用，待我研讀中醫知識，精油上師就開始給予關於身體經絡、五行、疾病辯症等相關教導。

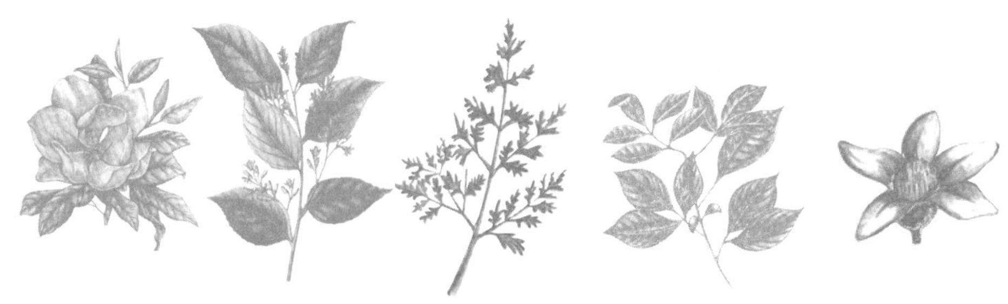

所有精油上師是一個整體，但又因此地球上有無數植物，每種都有特殊的治療功能，祂才化身成多個精油上師來執行教導。

我相信這世界上不是只有我可以與精油溝通，很多有通靈體質者都可以，我的學生中已經有能與精油溝通者。

能向植物精油上師學習者，就像是一個訊息容器，這個容器能裝入多少來自精油上師的殊勝教導，端看此容器的條件。條件包含此容器的容量（慈悲心與心量之大小）、狀態（心性穩定度與覺知力）與已經內置的軟體程式（已學習的知識），決定所收到訊息的數量、取向、品質、深廣度與內容。

我自與植物精油上師相遇之時，就以甚深之謹慎與謙遜，以及菩提願心來接收祂們的教誨，同樣以此戒慎恐懼之心意完成此神聖精油之第一部的書寫。

有任何分享與指教，請留言於**OMaroma**身心靈合一學院

http ://tw.myblog.yahoo.com/witch-april/

張瀞文

Lunar Ghanta 合十
2009年**5**月于古晉 雲山小築

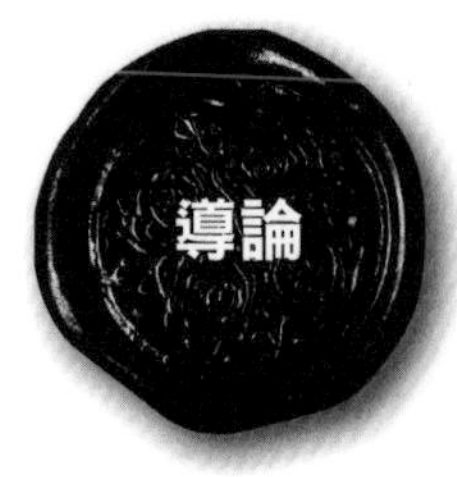

OMaroma身心靈合一芳香療法

何謂身心靈合一芳香療法？

首先，我不以化學概念來使用植物精油，也就是捨棄精油之化學結構論。

理由之一是大自然所生養之植物精油的成分，不是人類有限智慧所定義之有限化學分析可以決定的。化學理論只能發現植物精油成分中的某些部分（就如同學校的紙筆測驗不可能測出學童的完整能力），這些成分界定像是把植物精油硬擠進去一個人類自以為是的小格子裡。

理由之二，化學概念無法顯現植物精油的能量訊息狀態。植物精油的能量訊息狀態，才是決定其身心靈整體療效的根本因素，並非由化學屬性決定精油的身心靈療效。

理由之三，以化學成分來定義、分類與使用精油，精油被化約成化學程式的組合，是將植物精油「物化」的一種作法。一滴的植物精油即呈現地球中此植物的整體與永恆（Entity and Eternity），這絕對不是化學式可呈現的。

其二，身心靈合一芳香療法，療癒的目標是身、心、靈三介面，並使三整合為一，不再分裂，不再對立，不再相攻，身、心、靈能夠彼此親密溝通、無礙連動。

食入非正能量食物、親近非正能量場所、接觸非正能量人事物，飲食習慣不當，生活作息不正常，或是生活情境中充滿有毒物質，長期吸入而在身體內沉積，導致身體狀態不良，一定影響情緒、心念、行為，這是身能量對心能量的影響，心的污染扭曲必然也污染了原本潔淨的靈能量。

負面情緒氾濫、壓力過重、壓抑自我、欲望不能滿足、情感創傷……，心

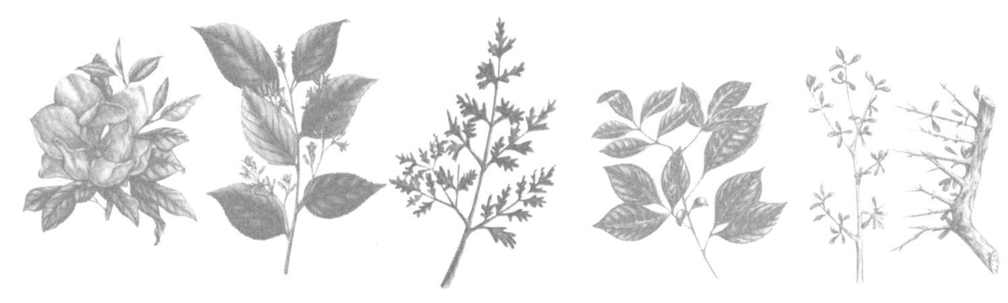

能量必定遭殃，而連坐處罰了身能量，也讓靈能量蒙上陰影。

遭到外靈跟隨、寄宿，或是業力靈自小就一直住在身體中（前世業力或是家族中的嬰靈），修練非正能量之功法，學習偏邪之信仰，崇拜邪能的靈修法，請求召喚鬼魅做自己的指導靈，使用來歷不明的能量產品，喜好去陰森小宮廟求神求符，或是喜好向某些素行不良、功力也不良的通靈人尋求指引，都將使靈能量呈現陰邪狀態，導致心與身能量也充滿著陰、寒、邪之氣，進而使身體敗壞，心神昏昧迷幻，甚至精神分裂失常。寄宿的家族靈或是別有意圖的邪靈又有自己的執著、愛恨、怨念，必然影響此人的身、口、意的顯現，污染身心靈整體的能量狀態。

有一位使用數字精油與垂直排酸養生膏的個案，她先使用數字精油，家庭中夫妻與親子關係產生了戲劇化的好轉，而對OMaroma有很強的信心。由於她的身體一直有莫名的病痛，長期看中西醫都看不好，以阿魏精油為軍頭的垂直排酸養生膏設計出後，她就開始使用。

用了一段時間，她的皮膚開始出現疹子，接著不斷滲出酸水來。我就問他，你做什麼性質工作？怎麼身體中這麼多毒素，而且都只從皮膚排出來！她才告訴我，她服務於農藥檢測單位，將近20年都接觸著各地送來檢驗的農藥，辦公空間充滿有毒的農藥以及檢測農藥的溶劑，此類溶劑都是高度揮發性質，她從皮膚中吸入各種劇毒農藥檢測溶劑，因此很多年來身體都莫名不適，也有情緒問題。皮膚雖然看似潰爛，她的心卻很雀躍，並沒有失去療癒的信心。

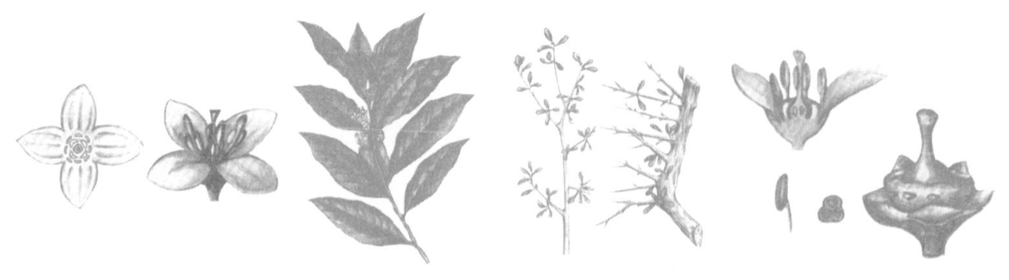

另一個案也是使用垂直排酸養生霜，是一位身心症女性患者。她退休後即出現全身性疼痛症狀，中西醫都無法根治，但並非風濕性關節炎，西醫診斷是肌肉發炎。我判斷不是骨骼問題，便給她使用水平排酸與垂直排酸，因為水平排酸可以先大面積消除淤滯。但是個案反應，用垂直排酸的療效很明顯，於是自行大量使用垂直排酸，而且皮膚對油膏的吸收很快，個案說一塗好沒多久，皮膚就幾乎摸不到有油的感覺，而且她的用量超過一般人。

個案描述使用精油的感受，都是具有心能量與靈能量的象徵意義，可以讀出很多心靈訊息。

用了不到一個月，個案比較疼痛的面積縮小到兩到三個位置。我發現她最疼痛的膝蓋，在膝蓋骨骼中央有個前世業力，但是因某些她的家庭因素，對此我沒明說。同時她不斷地說，她塗過垂直排酸的皮膚，包括沒塗垂直排酸的臉部，都變得乾皺，一直抱怨她的臉變皺變老了。這是很奇特的現象。精油作成的油膏有豐富的植物油脂，不可能讓皮膚變皺與乾燥，只會讓皮膚變光滑細緻，若使用太多又沒有適當推勻按摩則使皮膚太油膩。甚至，她使用大家讚譽有加的抗皺晚霜後，也抱怨晚霜令她臉部變皺。事實上，若不是用**100%**純精油塗在皮膚，絕對不可能使皮膚乾燥而變皺。

這個抱怨的象徵意義非常明顯。女人一直說自己看起來變老，一定反映著內心對愛情的渴望與缺乏安全感，特別是初老女性，象徵她很怕變老，也象徵無法在夫妻關係中滿足一個女人的根本渴望——被她的男人讚美、疼愛，也象徵她的男人長期漠視她，不珍惜她，她渴望自己年輕美麗，能得到丈夫

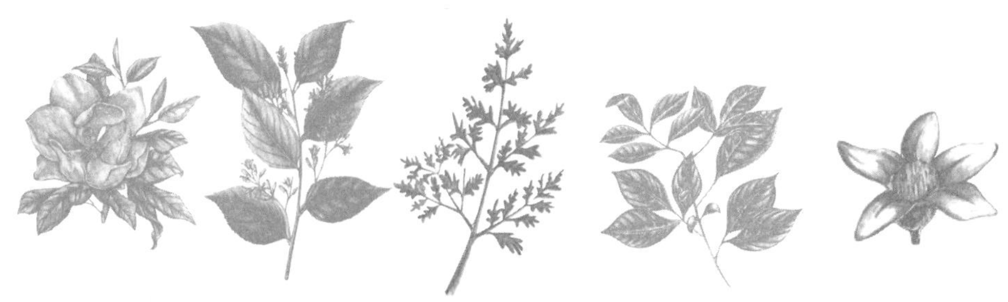

關愛眷戀的眼光。

個案全身性疼痛象徵她渴望身體的撫觸，需要丈夫的擁抱與肌膚的接觸，這是夫妻之間最基本的愛的交流，也是一般有夫妻生活者的最基本的互動，這卻是個案長期缺乏的。

垂直排酸養生霜不只可療癒身體，也療癒著心與靈，但是祂是排毒取向配方，所展現的療癒能量是排出個案身心靈能量的毒素，逼迫個案去知道自己的疼痛症是身心症，要讓她看見自己對丈夫的渴望與長期情緒壓抑造成的創傷。所以垂直排酸讓她覺得自己看起來更老而更加不安，以此來啟發她，但是她無法去感知精油給她的訊息，最後以全身性皮膚奇癢來警示她，她還是不能直接去面對真正根結（或者也可以說她無能去面對病症的癥結，因為她知道丈夫不會願意配合），只是不斷抓著她的皮膚，向丈夫抱怨她很癢，抓到破皮給丈夫看，希望得到丈夫的憐憫，其實她只不過是需要丈夫的抱抱牽牽而已。

真正的療癒之藥是丈夫的關愛、疼惜與擁抱，但是此個案不敢去要求，丈夫也不願意給予，除非個案徹底放棄她對此男人的執著渴望，否則療癒是無期的。

因此，用了精油配方而皮膚發癢，絕對不是西醫所言的過敏反應。品質精良的植物精油造成的皮膚發癢，不是西藥或是食物引起的過敏（有些人食用某些食物導致過敏，不一定是食物之過，有時是身體本身問題，但是西醫會說那是食物之過，要避免食用，卻無法消除造成根本過敏之成因），而是排

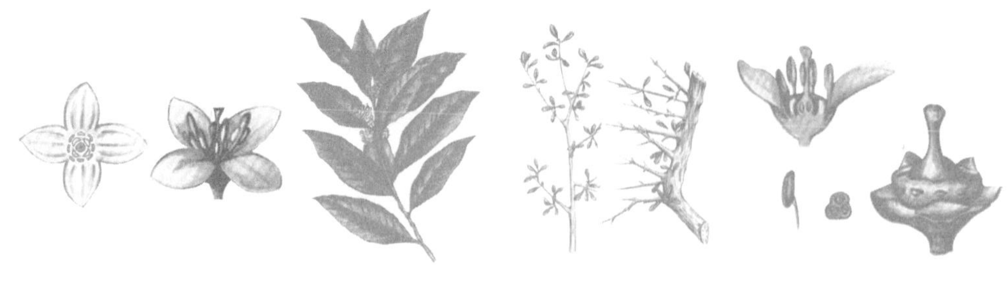

毒反應。正常人的排毒不會持續太久，半個月到一個月就會排完（正常人是指非身體含有劇毒，以及非嚴重身心症又不自覺者）。其次，若是對此精油過敏，那麼在一開始使用時就會過敏，不會在二個多月後才過敏。

至於靈能量如何影響身、心能量？

一位脊椎側彎個案，長期整脊不癒，用驅魔師配方之後，在脊椎旁請出一個家族靈。另外，還有一位長期一緊張就劇烈咳嗽的個案，在手臂郄門穴附近請出在國外上身寄宿了十多年的外國靈，又在膀胱經肺俞穴附近請出流產的嬰靈，之後用肺經與大腸經養生霜來調理，咳嗽情況就逐漸好轉。

所謂身心靈合一芳香療法的原則是，病根在身體，就先從身體療癒，使用身體經絡與排酸系列；病根在心，就先療癒心，使用生命數字精油與身心整合系列；病根在靈，就先處理靈騷或是業力、外靈寄宿身體的問題，再用靈療配方；之後逐步引動身心靈合一的療癒歷程。

第三個特色是，身心靈合一芳香療法的論點，是從植物精油的根本能量切入，教學上與應用上不只是強調末端功能。

何謂末端功能？以沒藥為例。

末端功能在《本草綱目》上記載的是：可破血止痛，治療諸惡瘡痔漏，破宿血瘀血，消腫痛。可治心膽虛，肝血不足。治療墮胎與產後的心腹血氣痛。散血消腫，定痛生肌。刀傷、跌打損傷、筋骨疼痛、心腹瘀血，可用沒藥研爛，溫熱與酒調和服用。《本草衍義》作者宋朝寇宗奭言，沒藥能通滯血……，李時珍云：「乳香活血，沒藥散血，皆能止痛消腫生肌……故關節

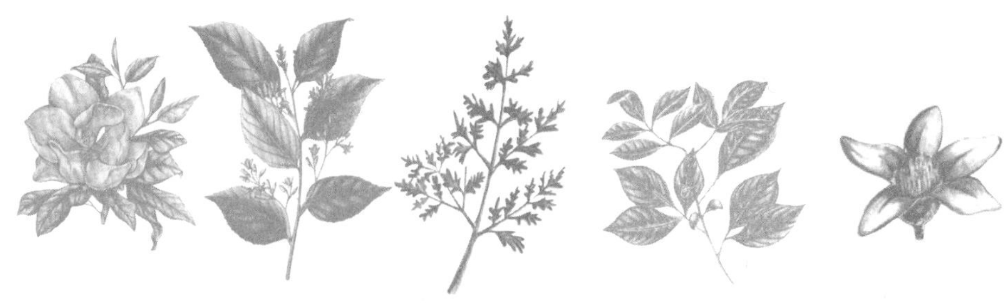

腫痛、筋骨損傷、婦女血暈、產後惡血，皆可用沒藥。」

歐美的芳療書上說的是：抗黏膜炎、抗發炎、抗微生物、消炎、防腐、收斂、鎮靜、驅風、幫助癒合、通經、袪痰、殺黴菌、恢復生氣、鎮定、激勵、健胃、滋補、利子宮、治創傷……。

我會問，為何可以有這些末端功效？一定有一個根本的功能去衍生出這些療效；我還會問，許多不同的精油，都有抗發炎的功效，沒藥與其他也可抗發炎的精油，不同之處在哪裡？

就在於每種植物精油都有其特有根本能量。

沒藥的根本能量在於「以膻中穴為歸宿，主全身氣能調控之力量，主導強化生命力，修復生命能場的破損，鎮定與滋補整體身心靈，最終強化自我療癒機制。」所以「抗發炎、抗微生物、消炎……治創傷」、「可破血止痛，治療諸惡瘡痔漏，破宿血瘀血，消腫痛……。」這些療效都是「調控膻中，統領氣機，強化自我療癒力量」的根本功能所衍生出的臨床末端功能。

在身心靈合一芳香療法中，植物基礎油與純露也都是以上述原則來使用。

另外，我並不鼓勵植物精油愛用者使用燈燭薰香，或是用機器擴香。

將植物精油擴散至空間內，再去吸取精油分子既浪費又不環保，因為只會吸到少許，況且很多人的呼吸短淺，身體無法深度吸收，若只是純粹當作芳香劑要聞香香而已，對於精純的植物精油而言，不只是一種浪費，也是褻瀆。

建議100%純精油最好的用法是，選擇不是太刺激皮膚的精油，直接用

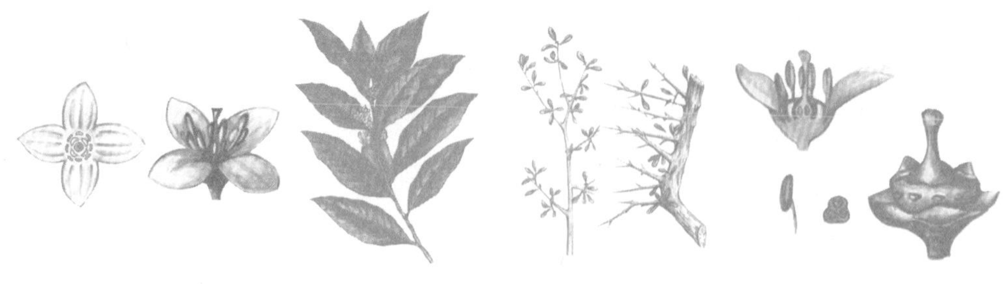

少量在鼻孔外緣（不超過一滴，滴在一手指後，再分為兩指，塗在鼻孔外緣），這樣完全不浪費地吸收精油的所有菁華與氣味，因為一小滴植物精油，是需要很大量的植物去萃取的，經過了很多美好的因緣合和才能到達你我之手，應該以感激、謙遜的心情來使用。

祈願**OMaroma**身心靈合一芳香療法為眾生帶來身心靈的健康與和諧，為所有家庭滋養美滿與幸福，為地球村添增快樂與祥和。

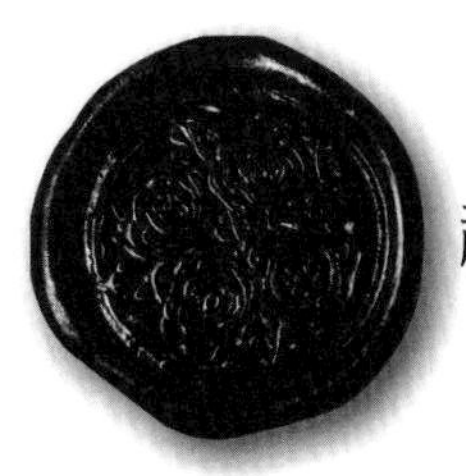

神聖精油為何神聖？

頂級的植物精油就等於宇宙的永恆（Eternity），每一種精油都是神聖的。但是有些植物精油是神聖中之神聖，因為祂們有如下之條件：

一、精油上師自稱祂就是神聖精油。

二、久遠之前，本就是宗教用途，少做世俗使用，如：沒藥。

三、可強力僻陰、驅邪魔，護持身心靈不被陰邪所侵，如：白玉蘭花、德國洋甘菊。

四、其根本功能特別針對清淨業力，如：印蒿。

五、能夠喚醒靈能，幫助與神靈溝通，如：非洲檀香、欖香脂。

六、原生於神之領地，如：乳香、熏陸香、月桂。

七、於深山中成長緩慢，飽含大自然之智慧與精華，如：紅檜。

八、萃取精油之植物是非常古老之物種，早生於人類出現的久遠之前，如：樹苔與橡苔。

我所羅列的神聖精油（原精）如下：阿魏 Asafetida、月桂 Bay、安息香 Benzoin、印蒿 Davana、欖香脂 Elemi、乳香 Frankincense、白松香Galbanum、白玉蘭花 Magnolia White Flower、熏陸香 Mastic-Lentisk、沒藥 Myrrh、秘魯香脂Peru Balsam、穗甘松 Spikenard、紅檜 Benihi、肖楠 Taiwan Incense Cedar、薄荷尤加利 Peppermint Eucalyptus、昆士亞 Kunzea、非洲檀香 Muhuhu、檀香 Sandalwood、花梨木 Rosewood、德國洋甘菊 German Chamomile、橡苔 Oakmoss absolute、樹苔 Tree Moss、聖約翰草 Saint John's Wort、白朗峰薰衣草 Mnt.

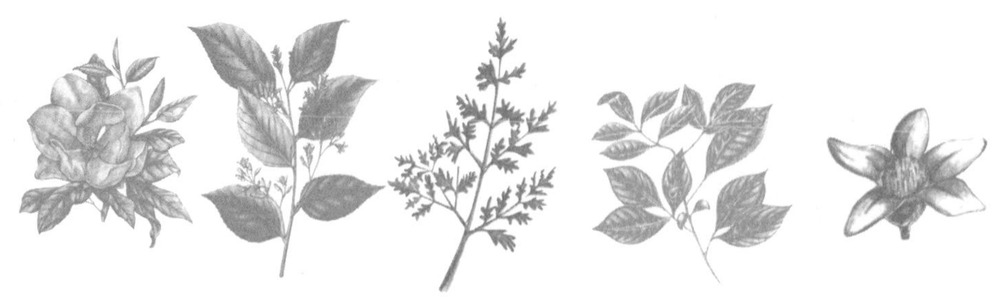

Blank Lavendar、西洋蓍草 **Yarrow**。

神聖精油中的部份精油，其單一同類精油卻不只含一種精油，譬如西洋蓍草Yarrow，將分別以綠色西洋蓍草、黃色西洋蓍草、藍色西洋蓍草、白色西洋蓍草來深度書寫其共同特性與相異性，以及如何應用。

神聖精油第一部礙於出版考量，先以前十種來書寫，之後將陸續出版第二部神聖精油，某些神聖精油將歸入未來也即將出版的花精油、樹木精油、種子果實精油、香草精油、根精油中來書寫。

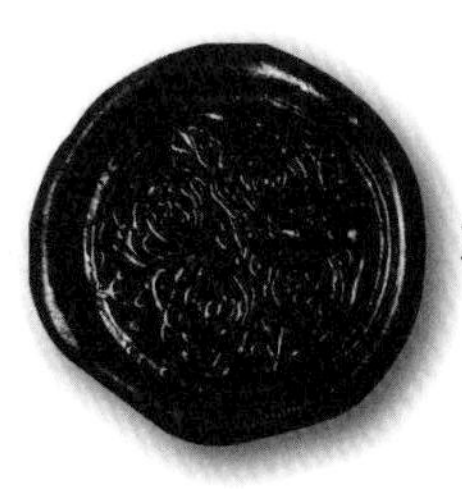

植物精油，是花精嗎？

常常有人問我，精油是花精或是花藥嗎？

植物精油，絕對不是花精（花藥）。兩者是絕對不同的治療體系，花精與同類療法比較接近，都是以物質所攜帶的能量訊息為治療基礎。

第一、花精含有植物能量訊息，將花與其他植物的訊息導入潔淨泉水中，再以高濃度酒精去保存。而植物精油是植物體的精華，是經由蒸餾、壓榨、擠壓等萃取法去蕪存菁所得到植物體精華，同時含有植物的訊息與營養素，是植物的永恆不死（Eternity）的成分。

第二、花精只與花精相互配方，將花精配方直接滴在舌下，或是擦在皮膚，或是加入水中稀釋食用。植物精油最常見使用方法是數種精油配方後，稀釋於一種或是數種植物基礎油內，用來塗抹、按摩身體，由皮膚吸收是最常見的途徑。除了一般大眾常用的薰香法（令精油分子在空氣中，以嗅覺吸入），100%純精油也可直接口服，但是只在接受芳療師指導下才可口服，我也將純精油加入有身體保養療效的有機基礎油中來服用。基礎油具有植物油的特殊營養與保健成份，因此使用配方精準、品質精良的有機或是野生植物精油與基礎油配方，等同於使用比昂貴保健品更加天然的保健品。

花精只有植物能量訊息，而植物精油具有植物的能量訊息，也具有植物體的精華成分，而用來稀釋精油的基礎油，大多數從壓榨植物種子所得（只有少數不是種子所萃取），這些優質植物油各有千秋，具有多樣人體所需的優質脂肪、礦物質、維生素、微量元素等成分，兩者相輔相成，讓配方的功能更加完整，或者我喜歡說這些配方混為一體時，真的是一幅極美麗的風景！

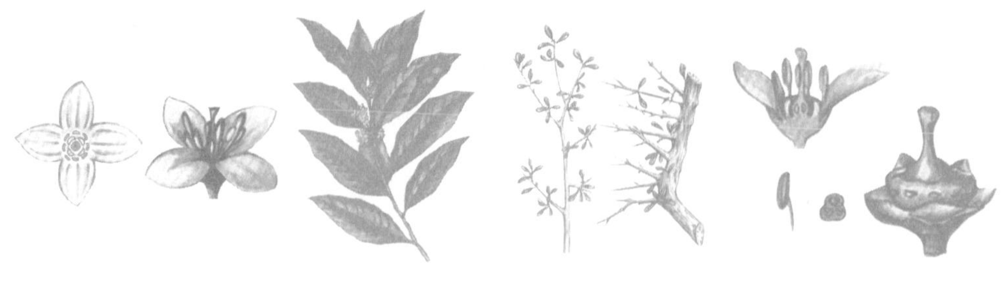

若是要說芳香療法相關產品與花精類似的，就只有純露了，都是以水做為介質的液體，但純露不須以高濃度酒精保存。

但是，我認為純露的功效依舊強過花精，因為純露也是含有植物訊息能量，同時又有植物營養素，功效幾乎雷同於同一種植物所萃取的精油。（另外一提，植物精油也絕對與新時代產品中那些油與水無任何雷同，請不要混淆。）

品質精純的花精與精油產品的「原始狀態」都具有正能量，都飽含來自大地慈悲廣柔的正能量（有些花精、純露或是精油可能被其他非正能量處理過，而失去原有的正能量）。

除非此精油或是基礎油已經遭到混損或變質，不然以能量棒來測量都反應出極強的正能量（能量棒快速正轉），那些與基礎油具有類似營養成分的保健品卻反應出負能量，這是使用OMaroma產品的朋友自行測量後跟我報告的。

優純的植物精油與植物基礎油是以古老原始方法萃取——蒸餾與低溫壓榨法，都是以手工為主的技術。（但是現在市面上很多植物油並不是以單純冷壓法去萃取，為了提高萃取率，廠商以化學溶劑去取得更多萃取量，我絕對不使用這些溶劑萃取的植物油。）

正確使用芳香療法相關產品，配合按摩、刮痧與拍痧法，你不必食用那些可能沉積於身體的保健品，而可以省下大筆金錢。植物精油分子的滲透性極高，可以非常快速被身體吸收與感知，因為分子極微小，因此不會沉積於身

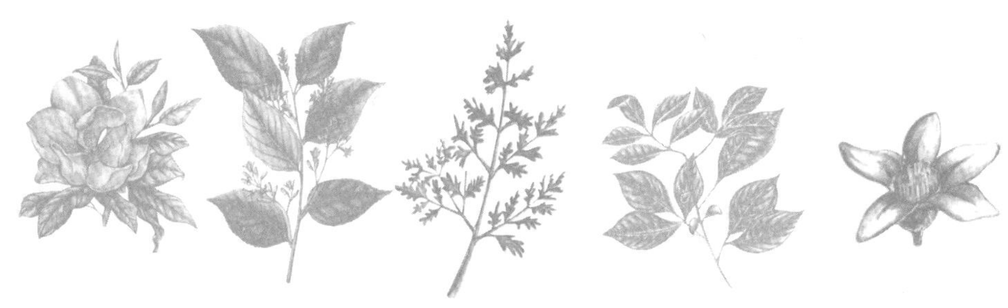

體，二～八小時之後就會完全從身體代謝出去。

植物基礎油的分子雖然比精油分子大，但是透過按摩或是刮痧法，也是能快速被身體吸收，直接塗於器官外的皮膚或是經絡所在的皮膚上，不必透過腸胃的消化吸收與血液循環的分配，直接就被需要治療的部位所吸收，因此快速又有效率。

長期運用芳香療法保健身心靈健康，必能減少生小病的機率，若是生小病也不必吃藥，通通用植物精油配方搞定，若能學習芳香療法自行配方，既省錢又省去上醫院的時間與風險，配合適當飲食與運動，生大病的機率也將減少，特別是慢性病的控制，很快就可看到成效，我家的老爺子、小爺子與我自己，以及靜芬與她的家人，我們這三年來已經完成很多成功的臨床驗證！

阿魏 *Asafetida*

精油名／1.阿魏，伊朗產

（英文名：Asafetida,Iran，學名：Ferula foetida,Gum）

2.阿魏，印度產，野生

（英文名：Asafetida,India,wild，學名：Ferula assa-foetida,Resin）

科別／繖形科 Apiaceae

分布／原生於阿富汗、伊朗以及西南亞其他地區。

萃取部位及方法／樹脂——蒸氣蒸餾。亦有阿魏原精、香脂（resinoid）及酊劑。

【氣味】

味辛且奇特，性平，無毒，口鼻有刺激感。類似洋蔥與榴槤的混合氣味，氣味可持續很久，在熱天裡混合了體溫與體汗，氣味更加重且耐久與遠飄。我曾經冬天在台北，塗了阿魏做成的垂直排酸膏之後搭計程車，令司機忍不住大開窗戶令空氣流通。

【禁忌】

不具毒性及刺激性。但用量過多可能造成亢奮。

【主治】

1.阿魏精油的教導：性偏熱，每天每個成人建議最多只能用1/4滴。擅於疏通經絡、內臟、骨骼的淤積，強勢排除身體中的酸質。阿魏的最主力就是將所有身體中的障礙排除，有著憤怒尊菩薩除惡務盡的能量，所以有些人睡前使用有阿魏的配方，會精神好到睡不著，因此一般建議睡前一到兩小時，不要使用含有阿魏的配方，除非是極端疲憊者，太過疲憊而氣虛者反而需要提氣才能安睡。

2.《本草綱目》記載：殺諸小蟲，去臭氣（已經非常臭，其他臭味都輸祂，當然可去除其他臭氣，哈！）破除淤積，導下惡氣，可除邪鬼蠱毒，也可治療風邪鬼疰（由瘟疫死亡者所傳染的疾病），避瘟治虐，主治霍亂心腹痛，腎氣瘟瘴，解一切蕈與菜毒，也可解來自死牛、羊、馬肉上所感的諸毒，消肉積。所以可歸納出阿魏具有極強的排毒與解毒功能，這點在最後垂直排酸膏的臨床實證中將詳細解說。

3.其他資料顯示：阿魏精油的主要作用為抗痙攣、祛痰、降血壓，可作為驅風劑與興奮劑，以上的主治與李時珍所言是相符合的。我在解讀中也發現，單方使用阿魏會出現類似喝茶後的身體亢奮感。也可治療氣喘、支氣管炎、白日咳、疲勞、神經衰弱及與壓力相關的不適，以上的主治是根本功能所衍生出的複方療效，若是單方阿魏恐無法主治。

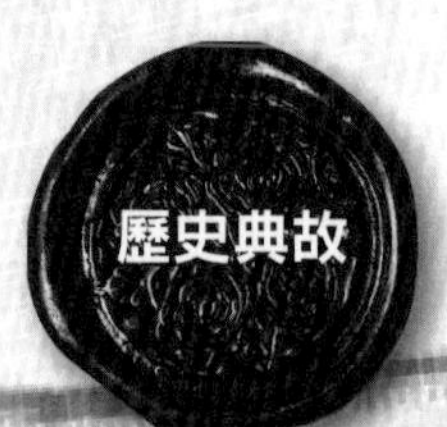

阿魏精油是目前主流的芳療學派極少使用的精油，但是在本草綱目中早有記載。其味極臭，所以喜歡香噴噴的主流芳療師不可能去使用祂；事實上，若是對芳香療法有企圖心的芳療師都應該學習使用阿魏來治療個案。

根據本草綱目記載阿魏也稱「阿虞」、「薰渠」（這應該是以其味所命之名）、「哈昔尼」，由木膏滴液釀結而成。

李時珍說，因為夷人自稱「阿」，此物極臭，為「阿」所畏懼之意，也就是阿魏是夷人所害怕的東西之意。夷人指的是西域來的人，如印度或是中東地區來的人，現在可以買到的阿魏都來自伊朗或印度。

唐段成式所著《酉陽雜俎》中記載：「阿魏木，生於波斯國及伽闍那國（北天竺）。木長八、九尺，皮色清黃，三月生葉，似耳，無花實。斷其枝，脂出如飴，久乃堅凝，名阿魏。」

李時珍云：「阿魏有草、木兩種。出於火州、沙鹿與海牙國者。草高尺餘，根株獨立，枝葉如蓋，臭氣逼人，生取其枝熬作膏，名阿魏。出於三佛齊及暹羅國者，樹不高，土人以竹筒插於樹內，脂滿其中，冬月破筒取脂。」有人說其脂最毒，人不敢靠近，每到採時，把羊繫於下，在遠處射筒，脂毒著羊，若羊斃，即為阿魏。

但是阿魏是無毒的，是不是只有羊怕阿魏呢？這就不得而知了。

在印度的市集上，通常是以粉狀或塊膠狀販賣，每次只需用一點點，通常是在烹調魚類時使用，用來去腥，在印度菜裡經常作為鹽的替代物。

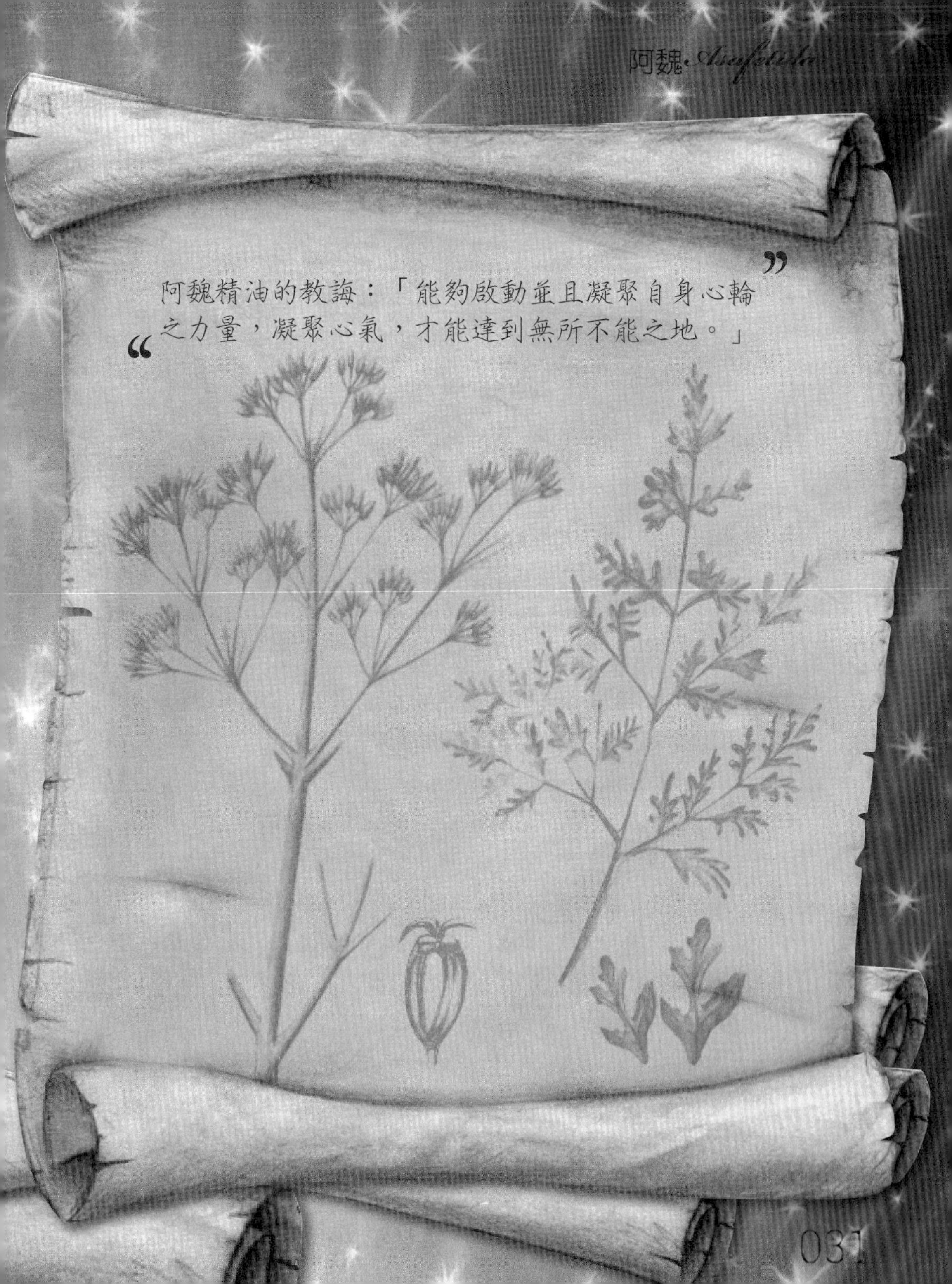

阿魏精油的教誨：「能夠啟動並且凝聚自身心輪之力量，凝聚心氣，才能達到無所不能之地。」

阿魏的初體驗

第一次嗅到不香的精油就是阿魏，解讀後受不了越來越濃的氣味，忍不住去從頭到腳徹底洗了一遍，連續三天身上都有濃重的阿魏氣味。

剛拿到就打開來嗅一下，只覺得香氣奇特，並不覺得臭。

過幾天正式解讀，只沾了蓋子裡面的精油搓在手掌中，就接收到極強的能量，越嗅氣味就越強烈，嗅掌過幾分鐘後，鼻孔與口唇周圍、印堂到整個額頭都有刺激感，類似嗅到中國肉桂（cassia）的反應。

覺得全身開始放鬆下來，精神卻變好，口有點渴，有寒氣從頂輪排出。之後似乎有股氣順著胃與食道要從口腔中排出，有點像是烏龍茶喝太多時的身體感覺。

接著突然感覺眼睛似乎睜不開，竟然無法克制地昏睡在桌上，睡覺時眼球壁內有刺激感（當用眼過度，我的眼球常會脹痛），睡著一陣子感覺胃通了，有點出汗，但是還是很想睡覺，有種想要大睡一場的欲望，乾脆去床上睡覺。

睡了一小時醒來後，又打哆嗦很多次，排了很多寒氣。已經過了很久了，阿魏還是不說話（從沒等過這麼久），我就等囉，又塗少許在膻中，覺得有股能量往內推，心跳加快，卻有點無力，突然覺得氣虛，很累，幾乎坐不直，背後的身柱穴有一個硬硬的氣結感，覺得有氣結正往外打出，幾分鐘後，突然又可以坐直，坐直後連打三個很大的氣嗝。

接著輪到皮膚開始排寒，尾椎也有氣結往外被推出，口鼻內也開始出寒氣，口鼻又開始有微辣感，下腹部微脹，阿魏的能量似水一般地滿上來，全身都充滿阿魏的能量。

阿魏精油終於說話了，祂說，先去疏通皮膚表面的經絡，之後進入腑臟中，最後去骨骼，排除骨骼中的淤滯。我也強化意志力，凝聚心識，收攝心意。

第二次解讀，祂就很快說話了，教導了主治配方與配方禁忌。

身心靈療癒能量

1.根本能量

阿魏最根本的能量在於「凝聚心輪」的能量。

凝聚心輪之能量後，才能啟動心輪中本來就設定好的自我完成機制，也就是說若能開啟心輪之氣機，自己才能打開追尋自我靈命的開關，覺知自我靈命藍圖，而此開關只能靠自己去啟動。

啟動之後，首先帶動身心靈的自我療癒機能的運轉，當啟動了自我療癒機能，所產生的功能絕對比被動地靠精油去作用來得更加強大且源源不絕。阿魏的教誨：「能夠啟動並且凝聚自身心輪之力量，凝聚心氣，才能達到無所不能之地。」

2.靈能量

心輪可以操控一個人的靈能量與心能量的運作，當阿魏清洗、修復並強化心輪，就喚醒根本的靈能潛力，使靈能量自發促使僻陰排蠱毒的效應，若說阿魏具有僻陰效力，實則是阿魏強化個人的靈能，喚醒受陰毒矇蔽的心靈，幫助人從矇昧中甦醒，而能自行打出陰毒。

3.心能量

心能量是靈能量的現實展現，顯現在言行舉止、關係與運勢中，因此是可見的，且具方向性。阿魏所展現的心能量有雙向性：擴張性與內斂性。

向外的能量：當心輪中的淤滯被阿魏打出，心輪也就更加活躍，正面心理能量就能顯現，能夠正面思考，展現正面情感與情緒，用正面的言行解決問題與溝通，這是阿魏所展現的心能量中外放的能量。

向內的能量：當心輪運作正常，心能量就能凝聚心識，也就是人心之所思所想能夠被心能量所統領。當心能量不能統領其心識，必然心意散亂，意志疲軟，大多展現出話多、瑣碎、注意力不集中的舉止，顯現負面思考以及實踐能力薄弱。

換言之，阿魏強化心輪後，心能量的內斂力展現，能使人的意志與自我覺察穩定又有力，能收攝心識，不至於思緒散亂紛雜而經常言行失序或亂發脾氣。

很多缺乏心識收攝力的人是無法領導自己的思維，思維散亂又引發欲望騰飛，亂竄而飛舞的欲望又回頭引發更混雜的思緒，引動更繁複的情緒與欲望，最後一步步搞壞了自己的人生，因此運勢不佳者，與其說是環境與旁人所害，不如從他的心能量的內斂狀態去審查，更能找到問題的根結。

用佛法的譬喻來說，阿魏可以讓人心中那隻活蹦亂跳愛搗亂的猴子安定下來，同時慢慢進化成為有穩定心智、具正面言行的人類。

因此使用阿魏所添增的心能量，具有擴張性與內斂性。

當在向外在排除毒素與濁氣時，整體能量的走向與心意收攝相反方向時，需更強定力維持心的收攝，令氣的外放與心識的向內收攝不相干擾，阿魏可做到此穩定平衡。

4.身能量

心識的收攝與否，對一個人健康影響甚鉅，心識散亂，氣也就散亂，長期下來氣與血的循環一定產生問題。

阿魏幫助使用者進行靈能量與心能量的進化之後，自然提升了身能量，使得自體有力量排除身體中氣血循環的障礙。

對於身體，阿魏首先的作用是排出淤積在身體中的毒素，幫助人能夠展現自己原本就有的身體氣能，以此歷程令人身心振奮，甚至有點亢奮；但是淤滯較重的人，在解離淤積的初期，則產生疲倦感。淤滯解除後，經絡通暢就能迅速補充氣能，令人通體舒暢神清氣爽。

阿魏疏通身體經絡的路線如下：由表到裡，由下到上，先走粗、再走細，先走皮膚表面的經絡，而後進入腑臟，最後去骨骼。骨骼中的淤積是最不容易排除的，如關節中的酸性鈣化物質。

每次使用阿魏的延續性都很長，所以若是需要排毒，低劑量一天一到二次即可，若是極少量，也可天天使用作為保養。一般而言，10滴分1個月用完，可治病，20滴分1年用完，可保健，保持心識與能量不散失。

但是用量應該以個人身心靈狀態去斟酌，此份量是一般的準則，建議使用者或是芳療師自己去嘗試最適合的用量。

需要使用阿魏者

1.氣旺者，身體並非不好，但是經常覺得身心不適，有各種循環不良的疾病，常常需要看醫生者，長期微量使用阿魏，能氣機平順而安眠，當身心平衡後，將減少小病去看醫生的次數。

2.氣血不調者，通常心識浮動厚重，情緒繁多起伏，阿魏令他安定，調伏心之後整頓整體力量，而使其有所作為。

3.身心靈能量無法集中發揮，做事經常中斷或是後繼無力者，也是需要阿魏的幫助。

配方原則

1.適合搭配阿魏的精油：膠脂類精油、花類精油、針葉類精油、木質類精油、種子類（山雞椒除外）。

2.不適合搭配阿魏的精油：高揮發性的帶路精油、酸味精油（柑橘果皮壓榨精油）、根類精油，山雞椒精油絕對不可以。

3.適合搭配的基礎油：乳油木果脂、芝麻油、瓊崖海棠油、印度苦楝籽油、黑種草種子油、聖約翰草浸泡油、亞麻籽油，以上基礎油可以加強阿魏的療效與循行速度，其他如甜杏仁油、葡萄籽油也是可以搭，不過不如上述可有加乘效果。

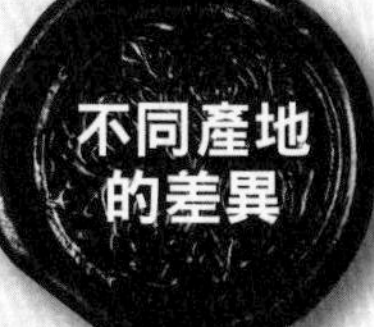

印度阿魏，氣味比伊朗溫和一些，比較不臭，我通常拿來做食用排酸的配方，依朗阿魏用來做霜狀外用的排酸配方。

精油因為產地不同，以及採收的季節不同，即使學名一樣，功能上都會有些差異，印度阿魏對於內臟的功能強過伊朗阿魏，但是對於表面組織與骨骼的作用也不輸給伊朗阿魏。一般而言，野生精油的功能都高過有機與人工栽植，用來製作食用配方的精油，還是選擇野生植物蒸餾的精油較佳，使用溶劑萃取法的原精不適合做成食用配方。

垂直排酸養生霜的震撼治療

＜垂直排酸養生霜＞

適合使用症狀：

身體酸化，尿酸堆積關節，關節鈣化而僵硬疼痛，肩、背的表面脂肪堆積，長期全身痠痛疲倦，水腫，皮膚長斑，刮痧時皮膚有明顯唰唰聲，脫髮，長期嚴重青春痘或是皮膚過敏，持續固定部位長膿包。

配方：

乳油木果脂（shea butter，非洲）、冷壓瓊崖海堂油（Tamanu oil，馬達加斯加，有機未精煉）、冷壓楝樹籽油（neem seed oil，印度）、黑種草種子油（black cumin seed oil，埃及）、苦艾精油（absinthe，美國野生）、阿魏精油（asafetida，伊朗或印度野生）等。

使用位置：

筋骨酸痛、氣腫、水腫之處，關節鈣化或是尿酸堆積之處，密集長斑之處，頭皮有酸水而導致壓下去柔軟之處，頭皮壓下去會痛之處，頭部穴位壓下去卻麻木無感之處。

第一次解讀阿魏後的隔天晚上睡前，已經上床看書了，突然心血來潮到工作室做了一瓶排解身體酸質的配方，大約做成將近10%的比例，因為是一時興起，不是很斟酌，有點率性而為。

當時我已經用了一段時間除內陰（之後會再介紹這配方，主要在解離身心靈中累積的業力與情緒，可以從現世開始解一直解到過去世），身體內的堆積物與濁氣，都走到四肢，正在排出，晚上睡覺時四肢都覺得僵硬（我四肢僵硬的病症是因為1998年生產後就發作類風濕性關節炎，已經有十年，但用除內陰前，四肢僵硬有好轉，用除內陰一段時間後又加重，但那是更深層的濕寒被解壓縮的結果），早上起床時更加嚴重，但不同於過去發關節炎那種疼痛，同時手陽經與手陰經，都出現疼痛，用水晶刮出很黑的痧，半夜會痛到醒來，有些地方白天也隱隱作痛，但是這種痛是深層寒濕被解離出的痛感，並不同於過去的那種悶在內部的椎心之痛，疼痛的方向感與狀態大不相同。

我全身的所有關節都有鈣化狀態，鈣化的物質就是酸質，西醫說鈣化是無藥可醫，但是鈣化物質就是導致關節痠痛的原因。我推論排酸膏應該可以幫助我把酸質解離，同時解除我的關節疼痛，所以就大膽作了一罐排酸膏，拿自己做實驗。

那天睡前將排酸膏塗在手腳關節處。

半夜裡做了一個清明夢，夢到我在一個房間中，發現房間地板很髒，地板舖著地毯，上面黏了很多細碎的髒東西，我拿吸塵器去吸，才剛吸，就發現吸塵器壞了，檢查後發現是管子與機器的接榫分離了，我就修理一下，然後又繼續吸，機器又停掉，這次是管子中間分開了，我就又修理一下，停停吸吸，後來發現房間的另一端，地板上都是水，我很高興，繼續吸水，心想，哈哈！這下都吸乾淨了，然後就醒來 。

這夢境是來自排酸膏，吸塵器就是排酸膏。吸塵器中斷是因為剛做好就直接用，不同精油之間尚未完全融合，精油與基底油也尚未完全融合，所以整體功能尚未整合，因此一邊用一邊需要調整，下次應該等到完全融合之後才使用。

第二天清晨起床時，手腳幾乎沒有僵硬感，像是裡面被洗過一樣，從未這麼舒服過，真的很神奇。

第二天晚上我又繼續用，第三天一早起來發現右頸側有點痛，疼痛位置是三焦經在頸部的循行部位。這位置我以前常常痛，位置在耳後的頸側，痛點是直線垂直狀，2004年到2006年斷斷續續地疼痛，只要過度疲累，右耳垂下還會潰爛出水。

2006年最嚴重的時候，出的水會多到流到脖子與肩膀，需要用紙去擦拭，耳輪的邊上也長一顆膿，持續三個月多一直沒好，吃了順勢療法的藥後，整個脖子都出疹子，奇癢又發熱兼滲水（可見我身體內很多酸水想要噴出），同類療法的藥物越吃越更嚴重，完全沒有收口的跡象，最嚴重時正值必須回台上課，回台後用了茶樹精油（茶樹具有強大修復功能，就是那次回去第一次接觸精油），三天傷口就開始收斂，不再發癢發熱，後來因為太忙碌忘記繼續擦茶樹精油，所以裡面的淤積發炎物並未完全除去。

話又說回排酸膏使用的第三天中午，右頸的痛感越來越嚴重，而且有越來越腫的趨勢。不過，都還在我可以忍受的程度（我是很耐痛的）。

到晚上7點疼痛突然加倍劇烈，因為心包經的巡行時間是晚間7-9點（心包經與三焦經是互為表裡的經絡）。

當天晚上我在家中有課，一邊上課一邊抽痛，將近九點時更痛，因為9點-11點是三焦經循行時間，九點一到，我痛到無法說話，覺得頸內腫脹，已經壓迫到牙齦與咽喉，於是提早下課。學生離開後，我越來越痛，痛到快11點都無法睡覺，感覺頸內有一股氣，氣勢磅礴地在我的經絡中衝衝衝。

為何前一天沒有痛呢？

原因應是排酸膏將全身的酸質解到經絡中，從三焦經排出，三焦經可說是身體主要排毒通道之一，貫通全身，但是我的三焦經渠道的右頸部段有壅塞淤積，以至於較為窄小，一下子被排酸膏清理出太多垃圾，排毒量激增，卻無法順利通過，於是就痛了，表面上看起來並不腫，但是感覺內部很腫脹。

我塗了局部止痛的配方一點效果都沒有，趕緊配了疏通心包與三焦經的精油，同時吃與塗痛處，到半夜12點多就好多了，但是躺下去很困難，因為非常痛，坐起來也很困難 ，翻身更困難，稍微動一下就非常痛。

就這樣折騰一晚上，但是心裡頭頗為高興，知道身體裡面凝結已久的酸質快速在溶解與排除中。

隔天的頸痛減少一些，同時手腳的關節越來越鬆，手指頭越來越不會痛了（我長期五個手指關節疼痛），星期四開始痛，星期天就幾乎全好了。

雖然很痛，還是很密切在觀察自己的身心狀態，發現這次的發作根源並不在頸部，頸部只是結果，根源在「膻中穴」，也可以說根源在心包經與心經，發作的這幾天，禪坐中不斷出現了大量的畫面，同時大量的情緒不斷流過，主題是我對別人的厭惡，從小到現在的，表面的與隱藏的，粗重的與細微的。

我觀照「我為何厭惡別人？」

我觀照的體悟是厭惡別人的心念是來自「我以為別人厭惡我」的妄念，妄想別人不喜歡、不肯定我或是貶低我，重點在「我以為」，這些自己製造的妄念導致情緒與言行，而這些情緒大多是沒有機會說出口，沒排出就堆積著，情緒堆積在身體與經絡中，慢慢轉變成濁氣與濁物等具體物質，情緒成了毒素與毒氣的堆積根源。

這些對別人的厭惡情緒，是非常細微的，不足以構成發脾氣或是正常表達出來的能量。

譬如說，當別人對我表現出一臉很不以為然的表情，或是有輕微或是顯著攻擊性的態度，這樣的反應就會讓我心中生出一絲絲厭惡或是不爽情緒，但是這樣的情緒又不至於到非要表達或是發出來的程度，其實不是很在乎，但是又有淡淡的在乎，因為是很細微的情緒，所以是很難被觀照與處理（我們都有更顯著的心念與事務需要處理）。

厭惡別人的情緒是一種習慣性思維模式，來自於「我以為別人厭惡我」，這樣的心理模式會無端發生嗎？

不會！絕對不會！想想看當我還小的時候，是誰讓我覺得自己被厭惡？只有父母、家中其他教養者與學校中的老師。

是遭遇什麼樣的對待，會讓一個小孩子覺得自己被厭惡呢？

只有過多的責罵、無端責罵，甚至體罰，讓孩子覺得自己是個不被愛、不被肯定、也不被珍惜的孩子。

我的原生家庭一直都是充滿責罵，我的父母一直到這些年因為我的努力才知道可以不用責罵、批評的方式來表達愛與關心。從小我一直有一個想法——「爸爸媽媽養我們，養得非常不甘願！」

但是這可能不一定是事實，他們都是認真、勤勞、刻苦的父母，只不過是他們的表達與溝通方式，讓一個孩子的心中烙下這樣的詮釋，進而受到創傷，形成「以為別人厭惡，我也厭惡別人」的習慣性思維模式。

責罵與體罰讓孩子在心中形成一種詮釋 ——「我應該是個被討厭的人！」這心念若是成為一種習慣模式，就會形成另一個習慣模式 ——「自我防衛」，所以一定要先去討厭別人，以此在自己周圍建立一道牆來保護自我。

這種自我防衛系統不只造成心靈成長、人際關係與生涯發展上的障礙，長期下來必然形成經絡的阻塞。

以阿魏作軍頭的垂直排酸膏，在靈能量與心能量上強化心輪力量，心輪一旦強大或是正常運作，自我防衛機轉就不那麼被需要。當一個人害怕不安時，才需要自我防衛機轉的助陣。

所以垂直排酸膏同時處理身、心與靈能量，讓我更加清楚看到自己自幼就形成的防衛機轉，並且在疼痛中，願意從此放下這個習性。

週四開始疼痛，週五我開始不間斷地觀照自己在禪修中與工作、開車，甚至上廁所、吃飯、走路時出現的同質性的記憶與情緒，與此疼痛有關的內在狀態不斷顯現，只是觀照，不去壓抑，不去否定，不去詮釋，只是讓它們都出來從膻中穴放出來，讓它們自由離開。同時觀照著在這幾天在日常生活中與人互動時是否生出這類情緒，很細微地去觀照。

在研製經絡精油配方時，總是引起不同部位的疼痛，每次的疼痛都顯現出更深層的功課，這次的疼痛確實又帶來一個珍貴的覺悟與進化。

不過這是很難做的功課，因為相對於生氣，默默討厭他人的心念與情緒都太細微，細微情緒更加不容易去觀照與轉化。週五早課時我發現若是沒完成此功課，疼痛是一定會拖延很久，只有加緊用功才能徹底根除頸痛，我於是認命，很努力用功全然接受這個歷程。

整個自我觀照歷程延續了多日，習氣引發念頭，帶動對情境的詮釋，詮釋又決定情緒，這一連串的心緒活動，在身心靈中流竄而無法出離，就形成了經絡的壅塞，於是持續發生疼痛，長期下來造成器官的病變，然後宣告生了大病。

所有的病都跟此歷程脫不了關係，生病可以比喻為鍋子裡的沸騰湯水已經滿出來。湯水為何滿出來？有兩個因素，一是鍋子裡的料與水裝太滿，二是爐火太旺，需要熄火卻未熄。

很多人面對疾病的對策是拿著抹布不斷擦著滿出來的水，卻不去將鍋子裡的過多的東西舀出來，也不去調整爐火，或是乾脆暫時關掉爐火，只不斷擦著滿出來的湯水，不過是徒勞罷了！

雖然身體的酸質是屬於身體的具象物質，根源卻可能來自心靈經驗。

因為這場疼痛讓我的靈能量與心能量經歷一場大洗滌，更加深層的淨化，促進整體修行的功力又更上一階。OMaroma身體療癒系的精油配方藉著治療身能量，進而清淨靈能量與心能量。反之，數字精油系列的配方則是透過清淨心能量與靈能量，帶動身體的療癒。

月桂 Bay, Laurel

精油名／1.野生月桂葉精油，土耳其產（英文名：Bay, Laurel,Turkey,wild）

2.野生月桂葉精油，克里特島產（英文名：Bay, Laurel,Crete,wild）

3.野生月桂果精油，喜馬拉雅山區產

（英文名：Laurel berry,Himalaya,wild）

學名／Laurus nobilis

科別／樟科 Lauraceae

分布／原生於地中海地區，廣泛栽植於法國、西班牙、義大利、摩洛哥、南斯拉夫、中國、以色列、土耳其及俄羅斯，主要在其漿果之收成。精油主要生產於南斯拉夫等地。

萃取部位及方法／乾燥的枝葉——蒸氣蒸餾。漿果——蒸氣蒸餾。

【氣味】

月桂葉精油，微辛、溫、往上提升感，克里特島月桂葉比土耳其月桂葉稍帶香甜氣息；月桂果精油，清新香甜感，有雀躍跳躍的氣息。

【禁忌】

不具毒性及刺激性，但對某些人可能造成皮膚炎。因為含有methyl eugenol，可能具有麻醉劑的特性，請適度使用，懷孕期間不可使用。靈修者不可長期不間斷使用，將沉溺幻境而走火入魔。

【主治】

1.月桂葉與月桂果精油的教導：先處理靈魂的污染，進而帶動身體污染的排除與剝落而淨化身體，是身心靈的polisher，令身心靈重現光亮潔淨。也可排除身體中的水滯，可為嬰幼兒洗澡安定情緒。

2.《本草綱目》記載：月桂籽主治小兒耳後蝕瘡，將之研磨搗碎後敷在患部。

3.其他資料顯示，月桂葉的療效有抗風濕、防腐、殺菌、促進發汗、助消化、利尿、調經、殺黴菌、降血壓、鎮靜、增進食慾。複方的使用上可以處理消化不良、脹氣、缺乏食慾、經期太短、感冒、扁桃腺發炎與病毒感染。

歷史典故

月桂在古籍中的記載常有神奇傳說的色彩，最常聽見的就是隋唐小說中吳剛在月宮伐桂的故事。

李時珍在《本草綱目》中說：「中國月桂生於南方，唯南方有之。」宋仁宗天聖丁卯年八月十五日夜晚，月明天淨，杭州靈隱寺有月桂籽降下，其繁如雨，其大如豆，其圓如珠，其色有白、黑、黃者，殼如芡實，味辛。寺中的僧人將之種下，得二十五株。

他又記載另一故事，張君房夜宿線塘月輪寺，見月桂籽如煙霧一般落下，迴旋成穗，墜如牽牛籽，嚼之無味。

兩故事的月桂籽似乎有很大不同，卻可推論古人對月桂有很多遐想，似乎相信月亮上真有月桂樹。他們揣量著，若是月亮上並無月桂樹，那空中所墜何來呢？或者空中所墜是妖怪所為，所以並非月中所墜。

月桂在西洋文化中有更特殊的地位。

在希臘神話中，太陽神阿波羅裁定以月桂花冠作為成功與藝術的象徵，因此古希臘與羅馬人將月桂視為勝利與成就的象徵，接受榮耀者都配戴月桂編成的花冠，「桂冠詩人」也是衍生自於此象徵意義，至今奧林匹克運動會的勝出者依舊沿用舊日的傳統，頭頂上帶著月桂編成的冠。月桂也是阿波羅神殿女祭司用在預言儀式的占卜草藥之一。

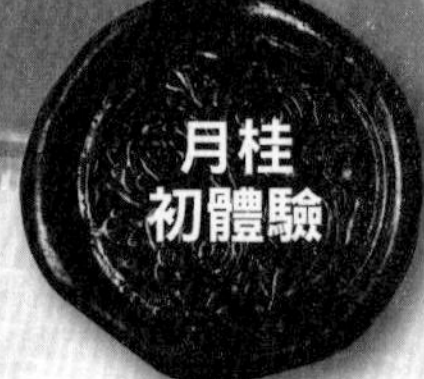

解讀野生土耳其月桂葉精油時，使用第一滴後，能量下沉，內臟馬上放鬆，使用第二滴後，能量進入心輪，整個胸腔放鬆，從膻中穴中打一個哆嗦出來，腦中突然顯現最近處理過的靈界干擾事件，頭頂有氣微微泄出。

祂說的第一句話是，「我也可除陰氣，曾與靈界直接溝通會留下印記，我消除此印記。」祂進入身體，先往裡走，之後馬上往外擴散，但是要看此人需要洗淨的濁氣有多重。

解讀克里特島月桂時，祂馬上走在三焦經，在頸與後肩停留較久，之後看到一個飄逸的人坐在樹上，搖晃著腳，很輕快的樣子，但是只看到身影，並沒有見到臉。

基本上，祂的能量循行方式主要是往外，將身心靈中的不淨都清理乾淨。

根據月桂葉精油的教導，月桂葉精油是神聖精油，月桂是神之樹，神所棲息與嬉戲之樹，是希臘眾神所愛的樹，所以賦有眾神的氣息與磁場。

月桂也是眾神頂上的冠，亦是神的註記與象徵，代表神的地位。使用月桂，可連結眾神之力量，用於祈禱與許願，使用克里特島月桂可受到希臘眾神的愛撫、安慰與加持。

解讀月桂果精油，馬上感覺非常喜悅，不是快樂，而是更高的joy感，臉上自然出現微笑，感覺被鼓舞而產生無上歡喜與信心，言語不足以形容此joy感，滴在舌下時更是讓我雀躍，實在是滿喜歡吃月桂果精油的！滴在掌中嗅時，氣迅速上升，沿著督脈衝上去到頭頂。

根據月桂果精油的教導，月桂果是光芒之心所，月桂之光的發源所，月桂果並非人間的果實，而是諸神的果實，在喜馬拉雅山區的月桂果是空行聖者的食物，使用月桂果精油將得與空行、空行母（註）同等的能量加持，當我聽到此段，感覺到我的背後現出一片光芒。

克里特島月桂生長在愛琴海上的克里特島，是屬於希臘眾神的月桂，土耳其月桂長在土耳其東部的山區是屬於伊斯蘭教先知阿拉的月桂，喜馬拉雅山的月桂則屬於空行母與空行。根據月桂的教導，月桂從來不是人的樹，而是神的樹，屬於神，不屬於人。

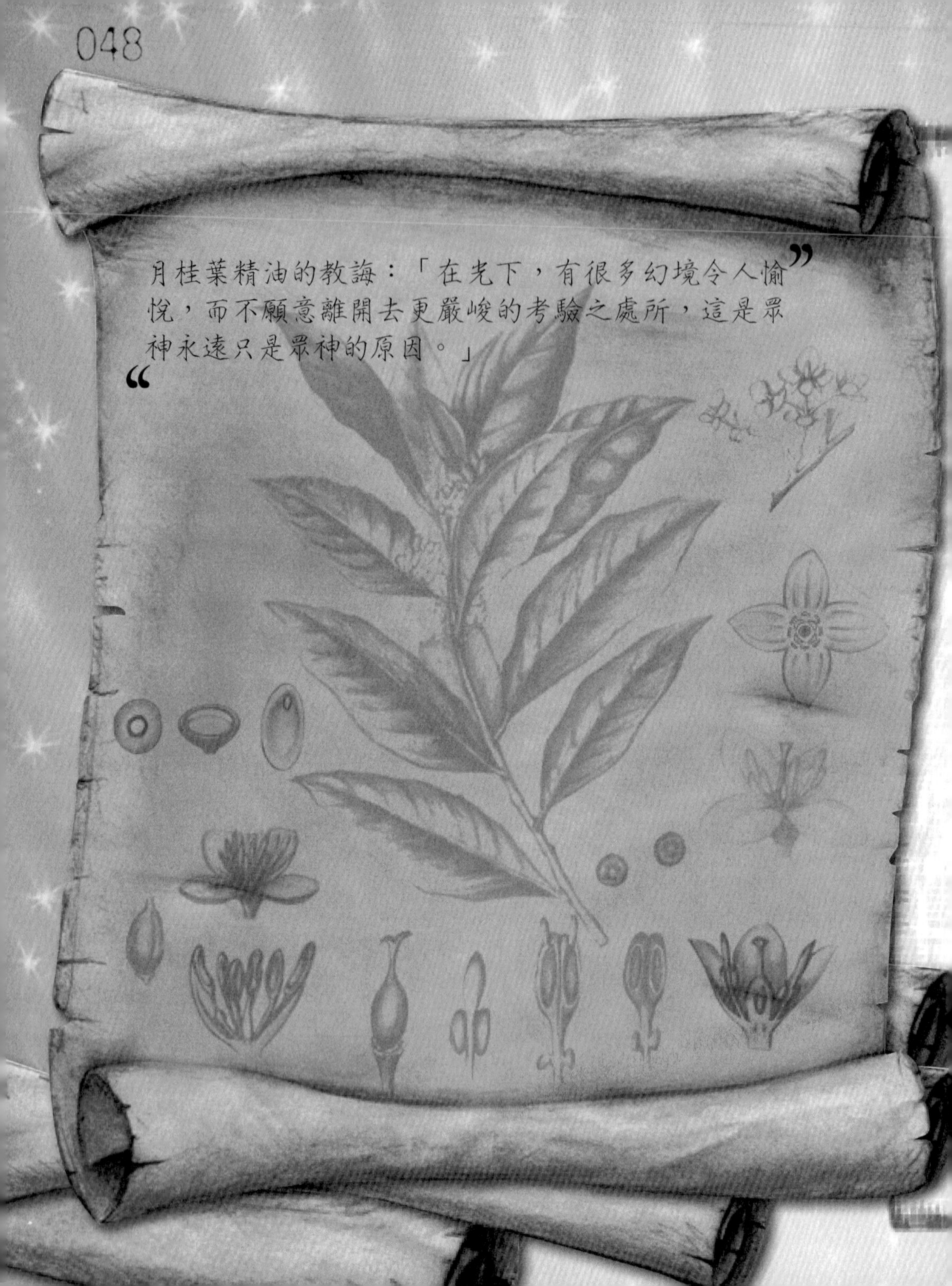

"月桂葉精油的教誨：「在光下，有很多幻境令人愉悅，而不願意離開去更嚴峻的考驗之處所，這是眾神永遠只是眾神的原因。」"

1.根本能量

月桂之神聖不是世俗中的神聖，而是神聖世界中的神聖，因為月桂樹皆長在眾神之地才具神聖之能量，月桂若是長在非眾神眷戀之土地就無神聖之氣息。月桂精油說：「月桂都是眾神親手栽下的，非神種植的月桂，不成月桂。」

精油的根本能量一定是來自此植物的靈性根本特質，月桂的特質就是，祂只屬於神，祂是神之樹。

因此月桂精油不管是葉所萃取，或是漿果萃取，主要的療癒都以靈能量為起點，淨化則是月桂的根本功能，首先清淨靈魂的污染，進而可清淨心所遭受的污染，除去情緒的障蔽，使人顯露自性中原有的清明。

2.靈能量

人的靈魂本自清淨無染，月桂葉可洗淨人在此世界中所遭遇的污染，使人的靈魂回復最初如神一般的光華。

每個人的靈魂都有著如神一般的光華，只是被這世間的種種蓋障所污染，原本光彩煥發的靈能量，被外來的與內在自生的污濁物所覆蓋，而逐漸腐朽，甚至毀滅。

當人的靈魂越發黯淡，就難以與高靈訊息場連繫，禱告訊息難以上達，就算高靈的加持下達，也因為個人靈魂的污濁，障礙了接收高靈幫助的機緣。

月桂是諸神所愛之樹，古代祭司燃燒月桂葉以召請眾神下達。月桂葉精油可淨化人的靈能量與心能量，因此適合用於集體禱告的修行儀式中，除了清淨身心靈之外，可凝聚眾人的心意，上達天聽，承接神的祝福，明確傾聽接收神諭。月桂葉精油是神聖旨意與凡人之間的橋樑，使用月桂葉可快速與神聖領域連結。

另外，月桂葉精油可除靈能量上所附著的陰氣，曾與靈界直接溝通、接觸或是被干擾、傷害者，都會留下印記，月桂精油可清除此印記。此印記對人本身並無任何害處，卻容易被幽冥界幽靈所注意到，若是非正之靈，可能就會再次惡意騷擾侵犯。

月桂葉精油建議可把祂帶在身上，可潔淨自身氣場，並協助此人不與邪靈相應（有時個人的起心動念就會招致在旁的非正之靈的相應，而招致外在的靈騷或使其有機會寄宿於身體內）。

月桂果精油可淨化靈體，同時補充靈能量，我認為在補充靈能量上，月桂果比月桂葉更強，種子與果實類在補充能量上一定比葉要強，但是一般而言，疏通功能都是葉類精油的強項，月桂葉也不例外。

3.心能量

月桂葉精油非先對身體，以對靈能量為先，心能量次之。清淨靈能量之後，也清淨了附著在心能量上的負面情緒與意念，能清淨靈能量，必能清淨心能量，並且強化心能量，使心識重新恢復光采。

月桂果精油在淨化靈體之後，支持與強大心能量，使心能量更加廣袤及慈悲。祂提醒我們，禪修中不可用月桂葉與月桂果精油，容易令人溺於幻境，若是此人已經能夠超越沉溺於幻境與禪定喜樂的欲望後，就可用祂。祂認為使用月桂果對禪修中心性的提升並無直接幫助。

4.身能量

身能量不是月桂葉精油的主要作用，只因為靈與心的提升而帶動，進而影響到身能量。心識與靈魂清淨之後，就能帶動身體染濁的排除與剝落，也就淨化了身體。

靈魂淨化，提高與眾神接觸交流的磁場，身心靈污染者，眾神不欲接近。所以古代人用月桂葉淨身後，帶著月桂葉去祈禱，眾神與天使將下降傾聽而助其滿願。

現今可用100%月桂葉精油點在頂輪、眉輪、心輪，或是直接塞進鼻孔中，使完全吸收月桂葉精油的氣味，或是用稀釋後的月桂葉精油做全身塗抹按摩，再進行宗教儀式或是靈性的禱告，可幫助提昇自身磁場共振頻率，強化與眾神及諸佛的高頻率磁場的共振。

月桂葉精油特別提及，淨化身能量的附加效益可排除身體的水滯。

嬰幼兒用月桂葉洗澡，可淨化其污染，掃除驚嚇不安，令嬰幼兒安定好養飼。嬰幼兒若是受到靈界干擾而無故夜啼，或是眼睛中間、額頭、人中處發青發黑，可用月桂葉或是月桂果精油滴在洗澡水中，或是稀釋後按摩全身，特別是印堂、膻中穴與人中（特別為了解除驚嚇或是靈騷可用稍高濃度，三個月以下嬰兒用5%，六個月到一歲嬰幼兒用8%，一歲以上用10%，解除之後就不需要用此濃度精油，只需使用1至2.5%即可）。

月桂果精油也可除去靈魂污染而潔淨身體。

月桂果精油所發散的光芒，可直接洗淨身能量的污染。相對於月桂葉，月桂果還具有通暢與淨化內臟的功能，可貫穿全部的內臟，並且清理經絡。

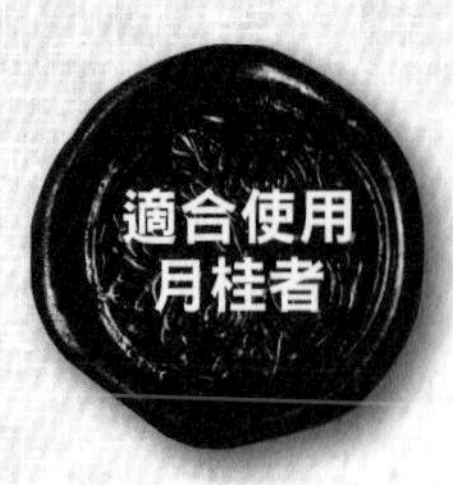

1.靈魂光體黯淡者，可助其恢復身心靈能量場中原有的光亮。

2.氣場濁陰，陰氣纏身，濁氣重者皆可用。

3.受到驚嚇者，不論大人小孩都可用。

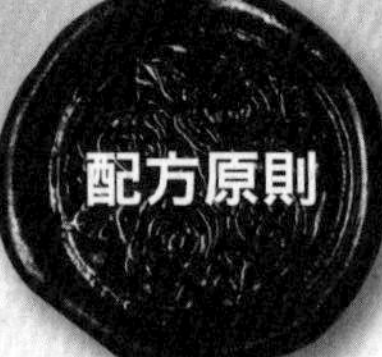

1.適合搭配的精油：內斂低沉的精油都適合搭配月桂，如脂類、木質類等嚴肅的精油。

2.不適合搭配的精油：月桂葉不要搭配香茅、薄荷等快速的精油，月桂果沒有此禁忌，但是可以不再搭配種子類精油。若是用在神聖用途，不要搭配非野生、品質與來處不詳的精油，將破壞神聖的能量場。

3.適合搭配的基礎油：乳油木果脂、芝麻油、瓊崖海棠油、印度苦楝籽油、黑種草種子油、聖約翰草浸泡油、亞麻籽油、甜杏仁油、葡萄籽油等皆可，若是需要保有月桂精油原有氣味，就盡量選用無氣味的基礎油。

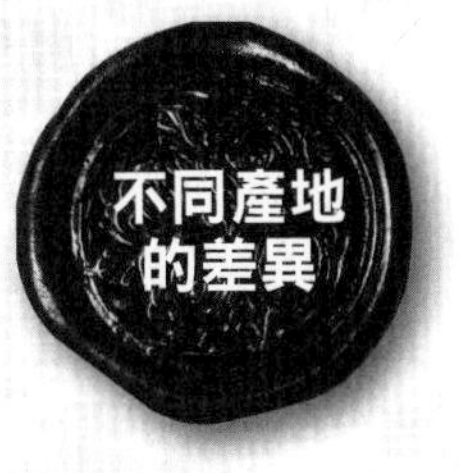

目前OMaroma的月桂精油來自三個產地。土耳其月桂葉精油是阿拉的月桂，產在山區，感覺上比較嚴肅；克里特島月桂是希臘諸神的月桂，產在浪漫的愛琴海，兩者能量特徵一定會有差異。喜馬拉雅山的月桂果精油，是屬於喜馬拉雅山的神靈系統——空行與空行母系統，能量更加空靈。

光與氣輪

根據月桂葉精油的教導，月桂葉精油可以幫助接引高靈之光進入身心靈，令靈魂的神之竅門，早日開啟。

使用月桂葉精油即能開啟接引光的竅門，如同使用鑰匙去開啟，祂說修習光的課程需要用祂，但是我從未學習過光的課程，只能說到這裡，若是修習光的課程者用了月桂葉與月桂果精油有何體悟，懇請不吝與我分享。

克里特島月桂以及土耳其月桂是屬於大天使系統（天使系統與天使療法，我也不懂），喜馬拉雅山月桂是屬於空行系統（此與我的修行屬同一系統）。

月桂葉精油的教導中說，中醫經絡理論中的三焦經與心包經是高靈之光進入人體的通道，由百會穴與膻中穴進入，在三焦經與心包經中流動。

克里特島月桂葉精油可以快速開啟頂輪之竅，令使用者快速接引高靈之光進入三焦經與心包經，使用克里特島月桂葉精油時可以召請紫金光大天使，請祂協助直接從頂輪打開接引天之光的竅門，而後祂會駐在膻中穴，祂將協助靈能量的甦醒，但是無助於心性的修持。我在解讀時清楚感覺到祂的存在，以及拍動天使之翼所產生的力量。

土耳其月桂葉精油，主要處理容易積沉惡業的下方氣輪，特別是海底輪、臍輪與會陰輪。使用時可以召請黑金光大天使，祂可由下方氣輪進入，但是也可從頂輪進入，可使用50%濃度，用於尾椎、恥骨以及會陰穴周圍。

喜馬拉雅山月桂果精油說，祂對心性無直接幫助，但是可清通經絡，從下而上，使用月桂果精油可以召喚空行母Yon。

因此兩地的月桂葉精油合用即可上下開通氣輪。三種月桂精油合用對氣輪開啟有絕對的作用。

三種月桂都強調祂對心性的修持並無直接幫助，也提醒多次，長期使用會令人有過度狂喜的幻覺，令人癡迷卻自以為成仙或是成道，天天活在幻覺中，走火入魔卻不自知，三種月桂都說祂並不能使人回歸自心而定靜。

註：空行母的梵文荼吉尼（kin），根據《大日經疏》第十卷記載：「荼吉尼係大黑神之眷屬、夜叉鬼之一；有自在之神通力……毘盧遮那佛為除此眾，故以降伏三世之法門，化作大黑神而收攝之，令彼皆歸命於佛。」（《佛光大辭典》，p.4781）。空行與空行母可說是一直在西瑪拉雅山的神靈，後經大日如來收伏後成為金剛乘佛教的護法神。
另一，空行母係是生於淨土的天母，證得殊勝成就的是瑜伽行母。藏語稱空行母為「坎仟」，包括各種空行母、佛母，多數可作本尊，少數或作護法，有些是佛、菩薩的明妃。
另有一義是空中的女性行者，英文中稱「Sky Dancer」，空行母指「以女性形象示現的天人，她們具有明淨的虛空本性，在天空中游走自如的了悟空性的女性成就者。」

安息香benzoin

精油名／安息香（英文名：benzoin）

學名／Styrax benzoin

科別／安息香科 Styracaceae

分布／原生於熱帶亞洲：「蘇門答臘安息香」（Sumatra benzoin，學名Styrax tonkinensis）主要產地在蘇門答臘島、爪哇及馬來西亞；「暹羅安息香」（Siam benzoin）則主要產於寮國、越南、高棉、中國及泰國。

萃取部位及方法／樹脂——溶劑萃取。

【氣味】

本草綱紀的描述是味辛、苦、性平，我覺得很像咳嗽藥水的氣味，但是一定比西藥好聞，吃起來有點辛辣，若是純精油塗在身上，有短暫的辣感，不會太強烈到令人受不了。

【禁忌】

安息香脂無毒性，不具皮膚刺激性，但極過量可能導致皮膚過敏（所有純精油用過量，都會導致皮膚過敏）。

【主治】

1.安息香精油的教導：安息香沒有使用上禁忌，可以24小時都在安息香的包圍中，治療深沉心痛。有自殺、自毀傾向，充滿罪惡感，沒有辦法令自己享受幸福的人，必須用安息香。安息香在華蓋穴停留，延展到膻中，主心神之竅。安息香的教導與《本草綱目》所言一致，守住心神之竅，也就是守住膻中之氣，始心氣得以與腎氣相交，所以可治心腎不交而引發的疾病，像是男女科虛弱的症狀。膻中聚氣，心神穩定之後，慢性憂鬱症才能逐漸消退，憂鬱症與有自殺傾向者不搶救其散失的心神，光吃西藥，大多導致心神更加渙散或是產生非本有的亢奮狀態。

2.《本草綱目》記載：安息香主治心腹惡氣、鬼疰（跟阿魏一樣）、邪氣魍魎、鬼胎血邪、辟蠱毒、霍亂風痛、男子遺精、暖腎氣、婦人血噤、產後運血。婦人夜夢鬼交，同臭黃合為丸，燒燻丹穴，永斷（但是根據我的治療經驗，鬼新娘本身的欲慾望不止息，任誰都斷不了）。燒之，去鬼來神。突然心痛，安息香研磨成粉，開水服送半錢，此方與安息香的教導謀合。

3.其他資料：中古時期歐洲稱安息香為修士香膏，在法國主要用來緩和慢性咳嗽與支氣管炎。具有抗發炎、抗氧化、防腐、驅風、補氣、除臭、利尿、祛痰、鎮靜、收斂的功能。在皮膚上可應用在刀傷、皮膚龜裂、發炎或過敏，也可處理關節疼痛、痛風、風濕症，肺部問題如氣喘、支氣管炎、喉炎、咳嗽等。據說在遠東以及歐洲，常用安息香處理體寒、體濕所造成的病症。

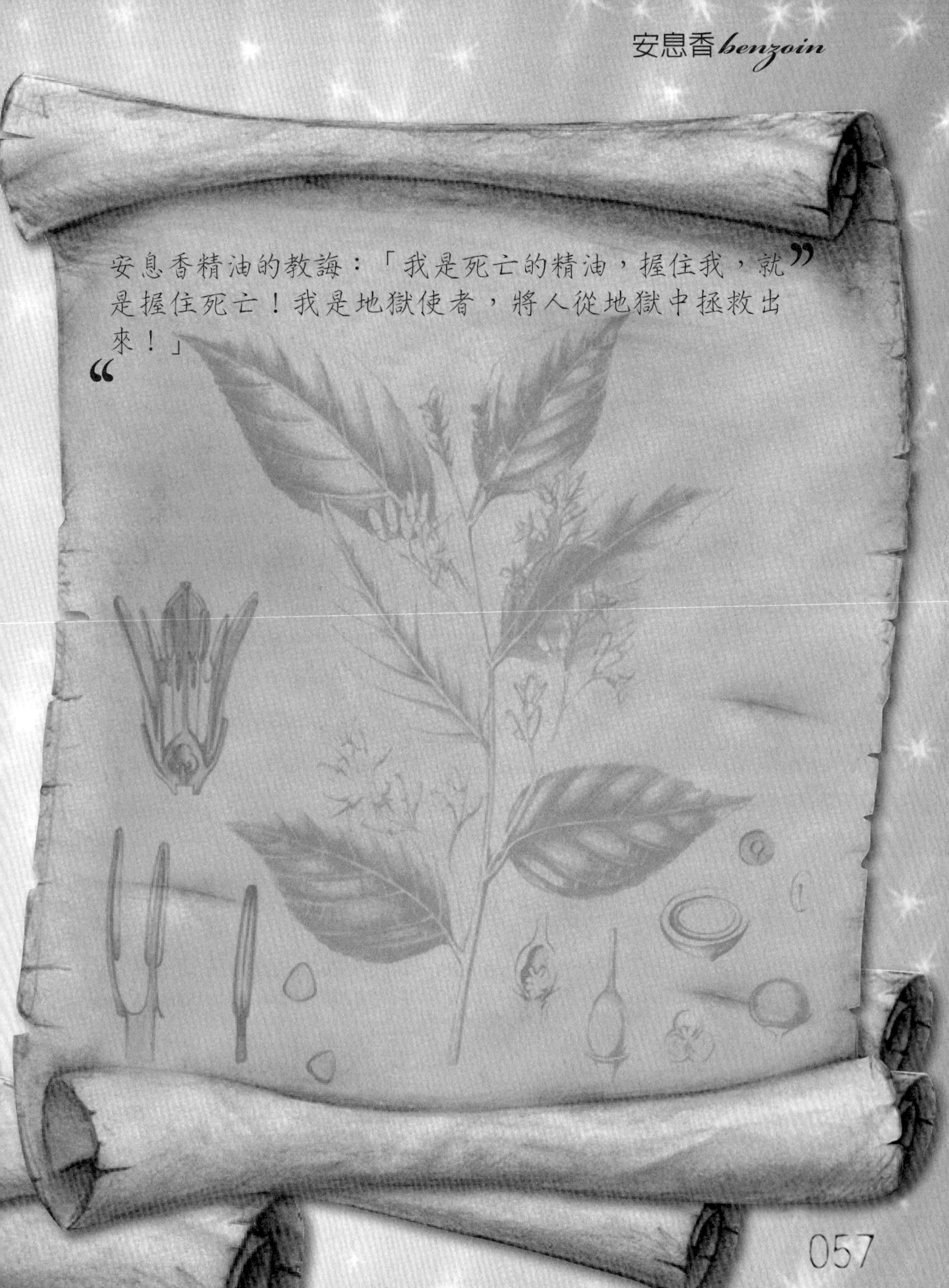

”安息香精油的教誨：「我是死亡的精油，握住我，就是握住死亡！我是地獄使者，將人從地獄中拯救出來！」“

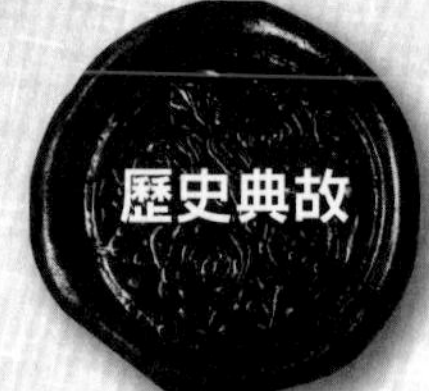

歷史典故

李時珍言：「安息香辟邪，安息諸邪，而得名，安南（越南）、三佛齊（興盛於西元七世紀的古國，發源於蘇門答臘島上的巨港）諸地皆有之。」

又言：「安息香出於西戎。」（位於今中國甘肅、陝西一帶）

又有云：「安息香之名乃出自產地之名，古安息國即今之伊朗。」

《廣州記》又有云：「生南海波斯國（中東地區），樹中脂也，狀若桃膠，秋月采之。」可能又稱蘇合香，《別錄上品》云：「大秦國人采得蘇合香，先煎其汁以為香膏，乃賣與諸國賈人。」

唐段成式所著《酉陽雜俎》中說道：「安息香樹出於波斯國，稱為『辟邪樹』，長兩三丈，皮色黃黑，葉有四角，經寒不凋，二月開黃色花，花心微碧，刻其樹皮，膠如飴，六七月堅凝時可取，燒，可通神明，辟眾惡。」

如今芳療用之安息香大多出於東南亞地區。

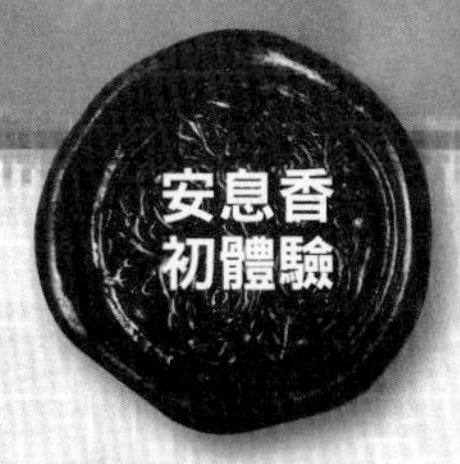

第一次解讀安息香時，我剛開始學習解讀精油，還在摸索階段，我採取的態度是一切放空，不預期要聽到什麼教誨，不特別設定問什麼問題。

初嗅安息香之後，腦中自動想到一個女生，我跟她並不熟識，甚至名字都不知道，是在最初接觸的芳療學院中的工作人員，只是直覺她有很深創傷，但不願意面對；想到她之後，我看到一幅風景，像是小鎮，有石頭建築物，眼前一座石橋，橋上有個人，回頭看我，馬上又想到此女生，直覺這幅風景跟她的業力有關，她對我說：「安息香是我的最愛。」（後來我去問朋友確定此事，確實安息香是她的最愛。）。但是我跟她根本不算朋友，為何想到她，我就自問：「為何一直想到她？」此時，聽到她告訴我：「我不想活下去。」

安息香教我的第一課是有自殺傾向的人會喜歡祂。後來我在工作坊中給學生隨機抓精油，也驗證了此教導。

祂說，安息香是死亡的精油，握住安息香就是握住死亡，讓人安息，回到母親子宮的懷抱，回到未生之前的死亡。

因為這些人不想活在現在，不意欲活著，希望不要活著，卻不知道要如何死去，祂以慈悲能量讓他們如願，幫助他們回到未生未死的狀態，而對生命有所了悟。

安息香說：嗅了，只是覺得安慰，需要經過導引，進行意識轉換。我以海寧格的治療語句來幫助個案在使用安息香時進行意識轉換。

第二次解讀安息香時，因為我遭到邪靈攻擊而背痛，塗在手掌，搓熱嗅之後，身體發熱，出細汗，開始有氣動，背痛的地方更加疼痛，感覺惡氣在內正要彈出來，然後劇烈咳嗽。祂說的第一句話是：「我是地獄使者，將人從地獄中拯救出來。」

祂教我的第二課是，為了逝者而傷者，安息香療癒他；為了逝者而痛者，安息香撫慰他；為了逝者而破碎者，安息香修復他。

祂說，逝者已逝，生者不可以因逝者而不安，因為這不是宇宙定則，安息香維護此生死兩隔的定則，修復死亡對生者造成的傷害。特別是，幾代之前的死亡傷害都可用安息香去療癒此烙印，無論生者知道或是不知道此事都可療癒。所以當個案在遠距無法見面做排列時，我可用**msn**引導他進行意識轉換，對方同時使用安息香，可成功治療個案。

第三次解讀安息香，祂教導我另一個治療能量。我一嗅祂，就聽到一個令人揪心的哭聲，這聲音來自心靈中壓抑極深的悲痛，悲痛是爆發式的發作，像是噴出來的岩漿，馬上聯想到翔三歲時，因渴望要有一個爸爸，連續七天每夜睡前的哭泣聲。那陣子我非常自責與罪疚，覺得是因為我要離婚而害他沒有爸爸；接著我想到翔兩歲多時我罵他後，他偷偷無聲哭泣被我發現，也讓我非常自責而向他道歉，我極度自責自己用父母親給我的負面模式傷害了我的孩子。

安息香讓我再次看到自己內在的自責情緒，心痛又愧咎的情緒，想到幼年的我以及我的弟弟妹妹，也感覺到很深的心痛與自責，解讀安息香時我發現這些情緒都還在，尚未消失。

接著安息香又讓我回想過去我爸媽幾乎是天天責罵我們，讓我很傷心又憤怒。接著我又看到我父母也是被他們的父母以同樣負面的方式撫養長大，此時深深的傷痛溢滿我的身心，我為他們與我自己感到心痛。

安息香教我的第三課是，治療心痛，祂治療深不見底的心痛，充滿悔恨不捨的心痛，無法彌補的心痛。這樣的心痛，像一根長針，深深刺進心底，祂能將之拔出，並修復傷口。

第四次解讀安息香，聽到一個人用我的母語叫我名字，說起我跟我養過的幾隻小狗，這是我在原生家庭中最美好溫暖的回憶，有深深的快樂與安定的療癒力，要是沒有養過小狗，我不知道自己可以如此付出、包容與深愛著別人。

當我陷入此段回憶，我知道是安息香引導我回到充滿愛的記憶，進行意識轉換，又跳到在泰國難民營工作的記憶，那也是愛與療癒的記憶，雖然當時是帶著滿心的傷痛，卻帶回受用一輩子的療癒能量。

安息香教導的第四課是，祂幫助人回到充滿愛的記憶。愛的記憶具有療癒力量，若人即使一生極端悲慘，都還是曾經擁有某些充滿愛與友善的記憶，安息香將帶人回去生命中儲存正能量的記憶，提取到當下，以過去擁有的正能量將意識結構重新調整，之後進行意識轉換。

安息香所進行的意識轉換可在潛意識、無意識與表意識中發生。

第五次解讀安息香。先感覺到小腸經臑俞穴有熱氣感，接著整條小腸經，整條手臂小腸經與心經都發熱。之後很想睡覺，剛睡著就看到一個人在哭，哭聲逐漸消失，最後畫面的是小時候阿嬤在我家店裡常常製造我父母之間的衝突，故意慫恿他們離婚的畫面。思緒中充滿小時候我看著家中大人不合的情緒，既不安又厭惡，此時的我體悟到人活在這世上，因為自己生命的匱乏感與情欲不滿足，而讓無明主導的行為，最後搞到全盤皆輸，毀了自己與子女們的幸福。眾生都不因為苦本身而有苦，而是因無明的造作而陷入苦中無法自拔。苦的本質是虛幻，無明所造作的身口意惡業，才是真實不虛的存在。

安息香教我的第五課是，祂可以清除腦中無機會說出的情緒與念頭，清除壓在箱底以及不能說的情緒，清理痛苦的印記，洗淨無法言說、細數不完的痛苦。

當清除了過去欲求不滿足所累積的負能量，身口意惡業就失去活躍的能量，因此可將人從地獄中拯救出來，因此，安息香說祂是地獄的使者。

身心靈
療癒能量

1.根本能量

安息香的根本能量是令人安息，使意識沉寂、輕安，不再翻覆起伏，令思緒清空，最終悟得空性，安息香乃空寂之化身，令身心靈神聖而閃耀。

安息香也具有救人性命與慧命的能量。

以上是安息香根本能量所造就的殊勝結果，此能量的根本動態在於引導意識轉換，能夠帶領使用者轉換存在的狀態，從虛變實，看見當下存在的實然，令負面的意識與視野，在當下死亡，在當下得以重生，帶著紮實的前進力量去好好活著，不安的靈魂因而得以安息！所有顯性與隱性的自殺與自虐傾向者，都需要安息香的根本能量來幫他進行意識的正向轉換。

安息香是脂類精油中清除性最強者。專治陳年心傷，清理痛苦的印記、深刻的心傷，療癒無法言說、細數不盡的痛苦。

因此，安息香是充滿慈悲的精油，可自地獄中將人救出，用祂可得到靈魂的安慰，不安靈魂得以安寧，主要的功能是令人安寧寂靜，令靈魂深層的驛動得以平定，生命可以正常運作，發揮潛能、培養能力、創造成就。

2.靈能量

安息香能夠開啟靈能量中反觀自身的視力，引發意識轉換，使人看見肉眼執著的外在世界之虛幻，令人從所執著的人、事、物中覺察而能覺醒，不再侷限於悲怨、懊惱、仇恨以及不能改變的已逝經驗。

當一個人的靈能量趨向死亡那一端，安息香能轉換靈能量中的死亡騷動。

倘若此人懷著趨向死亡的意識，不一定會直接去行使讓自己死亡的動作，他卻也不能讓自己義無反顧去做讓生命更有生機的事情，他只是賴著活，卡在中間，上不去也下不來。當人在安息香的協助下，於無意識中可轉換靈能量，進而轉換生命頻率，轉換之後，可給予以激勵人心的精油，幫助新生活的展開。

3.心能量

安息香在使用上確實可上達天庭及諸佛淨土，但是最主要的能量是針對人的心，作用在心。

安息心、淨化心，靈能量也就隨之淨化。淨化的心，更容易傳達訊息上達天聽，就能與高階能量相通。因此心能量對於通靈人的靈力也是極重要。

從小生活在不安全的環境，身邊不斷有衝突而需要自保的人，須用安息香轉換心能量。因為生存不斷遭受威脅，囤積很多負面情緒如恐懼、憤怒，也因為威脅不斷，而激發較強烈的自我防衛機制。須要用安息香清除情緒，之後，自我防衛機制即可逐漸退下。

心能量的淨化就是清理囤積的情緒，情緒垃圾是壓在心上的重擔，禁錮了心能量的光采。安息香在淨化心能量時，先召喚過去的記憶，讓被壓制在底層的情緒浮上表面，之後洗淨之。

因此安息香可令人從悲傷中看見生命依舊有希望與光明，拋開活著的罪惡感而開始能夠盡情自在地活著，療癒跨越生死的心痛，是安息香的專長，喪失親人者都必須用祂，幫助人不再帶著罪疚與悔恨而好好活下去。

潛意識帶著自殺意念的人一定要用安息香，一天二十四小時，連續使用二個月之上，祂說若是如此使用安息香精油，沒有救不起的人；但是，在表意識中因生氣或是意圖報復而企圖自殺者，不是使用安息香。

4.身能量

精油的療癒作用發生時，身、心、靈三能量是同時啟動的。

在身體上，安息香不在經絡中運行，只駐守在任脈的華蓋穴。華蓋穴鬆脫，則神魂不聚。

安息香精油說，外來陰邪之氣從膏肓穴進，但是自體陽氣的流失或是被惡意吸走，是從華蓋穴。所以要守住魂門與意志，由安息香在華蓋穴駐守。失魂落魄者、失心瘋者可以用安息香，推膻中到華蓋。

當情緒被強力壓制，長久下來一定深感疲憊，胸口悶痛，像是被石頭壓著一般，影響心輪的運作，也影響心臟與肺的功能，使得此二經及相關穴位發生淤滯堵塞，之後造成經絡所經之器官的病變。

因此在身能量上，安息香主要影響心肺相關的區域。

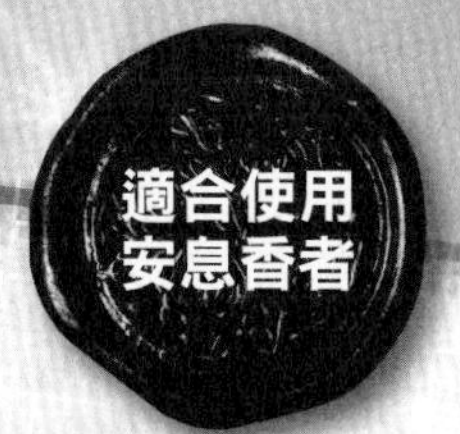

1.有自殺傾向者。情緒發洩時威脅別人要自殺者，比較不危險，真正有自殺傾向者，甚至他自己都不知道，某個臨界點到了，他就默默完成了。另一種潛在自殺傾向者是經常出意外，經常跌倒、出車禍、受傷、大小病不斷。第三種有自殺傾向者是不能讓自己幸福、成功，遇到緊要關頭就讓有意無意自己陷入低潮，或是找理由退怯、放棄，總是做一些事情或是決定讓自己陷入困境。

2.有業力靈寄宿在身體者。業力靈寄宿與邪靈寄宿的處理方式並不太相同。被寄宿者通常對此業力之靈懷著情感，不管自知或是未知，這情感都滲雜著孺慕、罪疚、不捨等情緒。何謂業力之靈？有的是已過世的親人，有些是過去世有恩怨情仇者，後者通常不是要報復的惡靈，大多是懷抱著濃重的情感執著而無法轉世的亡靈。通常這類有業力靈寄宿者都會有不同程度與模式自殺傾向。至於業力之靈如何進入？大多是此人在無意識中打開竅門讓業力之靈進入，因為此人對此業力靈有情感上的認同，或是情緒上的愧疚感，而自發引入；或者也可以說，此業力之靈本就住於此人累世的意識田中，從未曾離開過，實質上並無入侵的動作，只有業力靈在沉睡與甦醒狀態所顯現能量的差異而已。這是實際上臨床治療上得到的驗證。

3.表意識與潛意識中刻印著紛亂、痛苦的記憶的人；當下的意念、言語與行為經常被過去的負面記憶所綑綁與污染的人；經常讓過去的經驗嚴重影響當下詮釋與應對眼前情境的人，失魂落魄者，失心瘋者，可以用安息香，推膻中到華蓋。

4.經常感覺心悸或是有突然的焦慮感者，或是會發生過度換氣症候群者，可使用安息香。

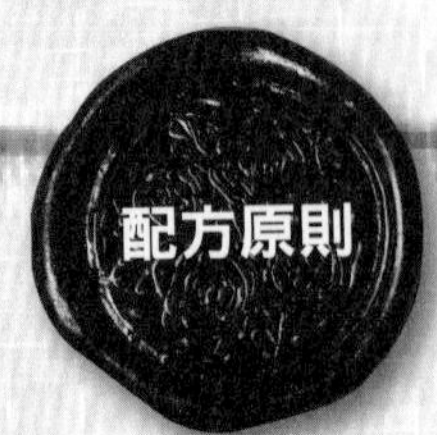

1.適合搭配的精油：有除障以及鎮定功能的精油，如其他神聖精油、木類、樹葉類精油；若是與脂類混合，不要超過三種，乳香是最適合的；野生與高地產的薰衣草也是很好的選擇；種子類如山雞椒、杜松果、荳蔻類、茴香類也可。非快速前進與強力清理性的精油都可。

2.不適合搭配的精油：清除性強、太快速與太強勢的精油盡量不要與安息香合用，因為安息香須在低沉中前進，加入跑太快的精油會影響安息香的工作，所以不要與迷迭香、香茅、鼠尾草、快樂鼠尾草、尤加利、茶樹合用。另外不要與柑橘類精油合用，因為酸味精油會令安息香凝結，無法溶解。

3.安息香不容易溶解在基礎油中，我都是按照我要的比例先將安息香溶解在薰衣草精油中，讓祂先完全溶解在薰衣草中，在取其做配方。或是在配方時，先加入其他精油，最後才加入安息香，慢慢搖晃使其完全溶解在其他精油中。

4.經常感覺心悸或是有突然的焦慮感者，或是會發生過度換氣症候群者，可以將薰衣草與安息香用大約5：1的比例，不需用基礎油稀釋，每天一早塗一滴在耳後當作香水用，當突然發作症候時，馬上服用1滴在舌下，另一滴塗在膻中穴，很快就會止住症狀。若是要服用精油，請確認所買精油沒有滲入化學香料（薰衣草是最常用精油之一，所以最容易被商家混損），有機或是野生薰衣草是最好的選擇。

5.安息香是慢慢工作的精油，適合在夜晚使用，睡前使用最佳。

6.適合搭配的基礎油：乳油木果脂、芝麻油、瓊崖海棠油、印度苦楝籽油、黑種草種子油、聖約翰草浸泡油、亞麻籽油、甜杏仁油、葡萄籽油等皆可。

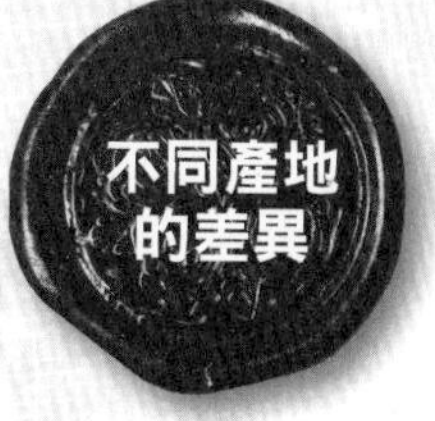

目前OMaroma有兩種產地的安息香，寮國安息香與暹羅安息香，兩者區域很接近，所以性質沒有太大的差異，後者海拔較高，產自年齡較老的安息香樹，年齡越高海拔越高，能量越強大與沉著。

安息香請出長期寄宿的外靈

請先看以下安息香的使用者珍妮（化名）的筆記：

「拿起我的Benzoin，尚未開瓶，心裡就浮起一股心酸，有點想哭的感覺。情緒在胸口與背的中心點，堆積著。

嘴裡略甘甜，想起了小時候，吃著糖，很開心！但為何又有些淒楚呢？想哭，卻又哭不出來，想起未到人間的哥哥，他未能享有我所享有的快樂與幸福，我很想哭，嘴裡嚐到鹹鹹酸酸的味道，好像小時候和外婆一起吃最愛吃的李仔鹹。

握著瓶，掌心略發熱，身也漸發熱。

開瓶，流出幾滴，聞到些許酒精氣味，想到喝著很多酒的父親，脊椎感到發癢，氣由脊椎向上沿至後腦，

後腦愈來愈重，雙臂汗毛豎起，左側肩胛又痛起，

浮起由高樓往下跳的念頭，抹除想法，左頸略痛，再浮起由高樓往下跳的意念，想起在幼稚園時過世的外婆……」

這段筆記是我在msn中第一次幫珍妮處理外靈寄宿問題時，她在當晚所做的記錄。

珍妮完全不知道家庭中曾經有過那位根本沒有出生的哥哥，事實上那位哥哥只在母親子宮受胎七日就自然流產，在醫學上根本不構成真正流產之實。

而珍妮竟然對不曾出世的哥哥有如此強烈的情感連結，這就是海寧格先生所說的「對家族中被遺忘的人產生莫名的認同」，即便是完全不知情，卻不自覺有著非常深刻的情感連結，若是對死去的家人有深刻的認同，就會心懷愧疚地活著，因為她的深層意識內將不斷縈繞著「他死了，我卻活著，我要去與他在一起！」的莫名意念，而無法好好活著，總是想要去另一個世界與他相伴，因此產生莫名的自殺傾向。

安息香也帶出他對父親與外婆的情緒。

幫助珍妮處理外靈寄宿的緣由是，我跟她msn談事情時，就感應到她的磁場有靈騷，但是通常我不主動說什麼，看機緣再提出，沒有機緣我就不說。

結果她竟然在我發現的時候，主動問我相不相信有嬰靈，因為有通靈朋友說媽媽有嬰靈跟著，只受胎七天就流掉，但是靈一直都在，她說前兩天用到道教儀式去處理。

但是我很清楚知道，根本就是還在，而且不是在媽媽身上，而是

一直寄宿在珍妮身上。這靈很頑固，只受胎七日，算是不正常受精卵無法著床而脫離，如此就會造成這麼久的外靈寄宿，可見此靈是執著第一名，但是又由此可知，一旦受精就會有靈體來等著投胎。

我沒直接跟她說了我的發現，只是跟她說，「你有受到牽引，有潛在慢性的自殺傾向。」我看她的生命數字challenge就發現她有自殺傾向，現在找到原因了。

她一看就馬上回覆我，「有時會突然有這樣的意念，但是不知道為何？」珍妮是受到父母疼愛與保護的么女，就現實上，實在無需要自殺的理由。

她說與「現在這個哥哥」的隔閡很大，用「現在這個哥哥」這個字眼很有趣，從以前到現在她只有一個哥哥，但是她的話語中透露那個只受胎七天的靈才是真正的哥哥，對這個靈界哥哥的無意識認同，很清楚地顯露出來，她直接稱靈界哥哥為二哥，彷彿他曾經出生與她一起生活過。

這位二哥因為沒機會出世，需要與想要一個身體，所以一直在干擾著妹妹，後來直接就住在妹妹身體內，所以珍妮從小經常出意外，都是幾乎致命的意外，漸漸長大，左半身一直都有問題，不是脫臼，就是嚴重疼痛，不然就是受傷，身上都是大小傷疤。她的靈界二哥一直在使用她的身體，也因為他的怨念造成珍妮的意外不斷。

被墮胎的孩子若是未去另外投胎，也是會寄宿在手足身上，靈的寄宿可能是雙重的，一方面寄宿在手足，一方面也寄宿在媽媽身上，寄宿爸爸的情況相對比較少。

若是有嬰靈寄宿或是騷擾的孩子，身體與情緒的狀態一定都不好，臉中間都會有青黑的氣感，夜哭、體虛、經常不明原因發燒生病，不是過度畏懼就是脾氣暴躁易怒，他們還小的時候都看得到靈界手足，靈界手足自己不能出生，忌妒他們可以出生，可以喝奶、吃東西、被擁抱、有玩具，而心生憤怒與怨恨，進而作弄與騷擾這些孩子，甚至想要害死他們，嬰靈是小孩子，所以更加胡來。在進行家族系統排列時，憤怒的嬰靈是比較難安息的亡靈。

有些嬰靈不會長大，永遠都是幼兒或是兒童的狀態，有些長到青春期的狀態，珍妮的哥哥應該有跟著妹妹一起長大成人，我甚至懷疑珍妮某些學歷是哥哥在讀著，不是她。

珍妮說，「我常常覺得我是雙重，甚至是多重人格，小時候覺得很難接受自己，後來才慢慢較能接受！」她高中時因為不知道自己為何這樣，而嚴重焦慮到拔自己的頭髮，導致現在頭髮稀疏。

我給她一段治療語句，「親愛的哥哥，我是你的妹妹，我是我，你是你，你已經死了，我還活著，我會繼續活下去，活比你夠久一些，陪伴我們的爸爸媽媽，直到有一天我的生命自然終了，我也會跟你一樣死去，但是，現在，我先讓你離開我，而我一個人要繼續好好活著，安息吧！二哥，我祝福你，請你也祝福我，請你安息！」

讓她先放下對二哥的認同，也是就情感上莫名的執著，這執著中有不捨，有愧疚，有遺憾，也有悲傷。自小到大，她的某些情緒可能不是她自己的，譬如對大哥的敵意，就是這位二哥的。

配合使用稀釋過的安息香加薰衣草，另外吃一點安息香（那時候我還沒設計出驅魔師），繼續意識轉換的療程。

過幾天又上線，她說這幾天身體不太舒服，身體左側有濁氣在動的震動感，在msn中我帶著她再念治療語句，頭痛當下減緩，身體的左脅下開始震動，逐漸往上移動，左手臂、左後腦、左眼睛中都有震動，左眼痛到眼皮漲出來，之後左拇指也震動。

過程中嘴巴不斷有氣出，大口大口的氣排出來，珍妮說，發現自己現當下的聲音變清朗。然後震動感開始走到右邊，轉到右腦。很有趣的是，她發現自己聲音馬上變了（我那時沒聽過她的聲音，從未見過她，現在的聲音是很可愛總是有笑意的女聲），變得較高音。排氣越來越多，氣中出現酸味，震動感又轉回左側，左側胸椎至肩胛骨發麻、發汗，毛孔豎起，此時寄宿的靈開始要脫離了，她感覺體內有掙扎的聲音。這是很關鍵的時刻，我要她鎮定，緩緩呼吸，開始慢慢發出 Om 聲，同時她開始發汗、肚臍略痛，有種被掏空的感覺，想睡覺，她繼續發嗡聲時，全身震動，胸口很舒服。

此過程中珍妮同時使用著安息香，她這時候感覺安息香的能量進入胸口，充滿整個身體，她說，現在她發現自己講話的聲音從中性的聲音變成柔柔的女聲 （她說以前會有人覺得她的聲音怪怪的，好像聲音被壓住的感覺）。

珍妮又分享：「有陣子買各式各樣的刀子、剪刀回家，有時我會想像著，拿著手上的刀片，割下去會怎樣？也不知為何會有這種想法，直到你說出了原因。」這就是所謂的隱性自殺傾向，自己從不說出，也不自覺，但是莫名產生這些念頭，同時意外事故不斷。

過了幾天，她說：「我以前在左側膏肓穴處長期有不適現象，會痛，會脹氣，現在好多了，但會有一點痠痠的感覺，這些都是二哥的影響嗎？他離開我之後，會怎麼樣？」口氣中顯露不捨，珍妮依舊執著著二哥，我跟她說：「他會去他應該去的地方，去修行或是去投胎，你只要祝福他就可以，從此你終於可以過『你自己』的人生，我要恭喜你。」用安息香治好的憂鬱症案例也很多，在此不多贅述。

印蒿 Davana

精油名／印蒿（英文名：Davana）

學名／Artemisia pallens

科別／菊科艾屬Compositae（Asteraceae)

分布／原生於印度密索爾地區。

萃取部位及方法／開花的芳香植物，蒸氣蒸餾取得精油。

【主治】

1.印蒿精油的教導：清熱，清血，除濕寒之毒。清淨多生多世的業力是印蒿的根本功能，因此可以治療因業力而難以痊癒的疾病。

2.《本草綱目》對於蒿類的記載有四種，茵陳蒿、青蒿、白蒿、牡蒿，就葉與花的形狀描述，比較接近印蒿的應該是青蒿與白蒿。根據葉的形狀，印蒿可能是白蒿，但是關於花的描述，印蒿比較像青蒿。青蒿：主治疥瘙、痂癢、惡瘡、骨節間積熱，可明目，治療夏熱發燒、婦女血虛下陷導致出血、腹脹、冷熱久痢、瘧疾寒熱、胸痛黃疸。白蒿：治五臟邪氣，風寒濕痹，治遍體惡瘡癩疾，補中益氣，生髮烏髮，療心虛，令人耳聰目明不衰老，利胃開脾，解河豚毒性。

3.其他資料：作用於在抗黏膜炎、殺菌、抑菌、化痰、利神經、抗焦慮。可以處理皮膚發炎，舒緩疼痛，但是建議避免使用時受損皮膚，也可治療膿痰咳嗽與痙攣性咳嗽，促進月經來潮，舒緩焦慮。

【氣味】

吃起來是苦的，嗅起來也不是香的，略苦、苦中有點甘味，氣味是擴散性向外放射的，氣味很特殊，幾乎難以找到可以比較的類似氣味，鼻子裡充滿一種「如是如是」的能量。這樣描述很抽象，但是精油的氣味不是固定的，這是我的感受，你也會有你自己特有的感受。

【禁忌】

避免使用於孕婦、嬰幼兒身上。不具刺激性，不會導致過敏。使用過量時具輕微毒性，至於多少算是過量，至今無具體數據。

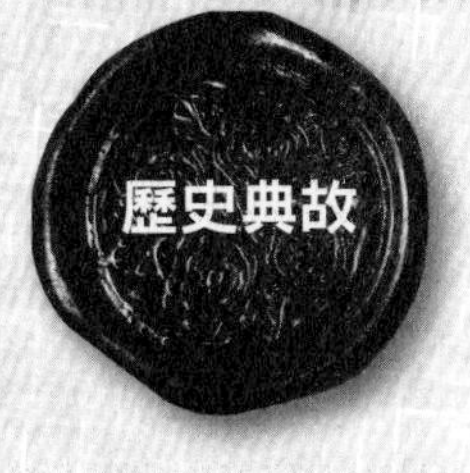

蒿類在中國似乎是野地處處可見的植物，也是常用野菜。

《詩經》中「嗷嗷鹿鳴，食野之蒿。」，據李時珍云：鹿所吃的九種解毒之草，蒿類就是其一。

古人會將蒿類的青蒿、白蒿製成酸菜。種子與嫩葉都可食用，莖枝烤乾後可做成飲品，秋冬用籽，春夏用苗，搗成汁服用，也可晒乾製成粉末，據說可將健壯者的小便加入酒中，混合此粉末服用，可補中益氣，令毛髮發亮不顯衰老。把青蒿搗爛，敷於患處，可用以止血止痛。燒成灰，隔紙淋汁，或石灰煎，可治惡瘡、黑疤。

白蒿到處都有，分水陸兩種，形狀相似，長在陸地上的味道辛熏，據說長在水中比較芳香。李時珍說在《月令通纂》中記載：伏內庚日（註：「伏」表示陰氣受陽氣所迫藏伏在地下的意思。每年有三個伏，從夏至開始，依照干、支記日的排列，第三個庚日為初伏。第四個庚日為中伏，立秋後第一個庚日為末伏。三伏天是一年中最熱的季節。庚日是天干之一，因此庚日於每十天重複一次），取青蒿懸在門庭內，可避邪氣，陰乾後，在冬至、元旦各服二錢，有良效。可治痨病，虛勞盜汗，刀傷，赤白痢，瘧疾寒熱，牙齒腫痛，耳出膿汁，遍體惡瘡癩疾等。夏天突發性水痢，可晒乾後研磨成末，空腹用米湯服用一匙。

對於種子的使用方式，李時珍也有說明，炒後服用，明目開胃；煎水洗患處，治惡瘡、疥癬、風疹；若治鬼氣，輾成末，用酒送服。用健壯者小便浸潤後服用，可治勞瘦。

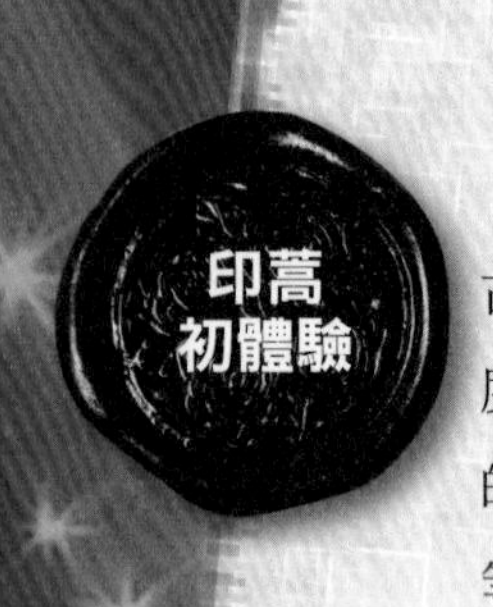

印蒿是很特殊的精油，第一次解讀，一開口先說的是古梵語，意思為「清淨法身，使用者的法身慧命，我是印度濕婆神所創造的神聖草藥。」祂告誡，不能以利用植物的心態來使用精油，不能以輕率與消費的態度來使用印蒿等神聖精油。

雙手掌交握，感覺到手掌中握住一顆光球，心輪中馬上有寒氣出。祂說：「我是神聖精油之一，來自大地古老的智慧藥草。」

祂叫我看看窗外，我看見窗外的樹跟著風劇烈地在搖動，似乎要下雨了，印蒿用歎息的口吻說：「風吹樹動，這是人心，心會動，靈性不動，恆常如初。」我霎那間感受到很強烈的智慧加持。接著祂又說一段咒語，「加持使用我的人，凡用我必得加持。」

接著我無法抵擋地想睡，很快陷入昏睡，看到許多情緒激烈的畫面。約15分鐘後醒來，祂說，已經清淨了我的業力。醒來後，忍不住再睡著，第二次醒來，覺得有熱氣從鼻子洩出，接著又出寒氣，一直打哈欠，感覺到熱寒交織的氣，不斷從鼻子呼出。

第二次解讀印蒿，能量馬上直下膀胱經上腰下方的一個皮下小脂肪塊，大學時代曾經因此直徑不到兩公分的粒狀物，痛到不能久站，最近幾年已經不痛，但是印蒿精油又讓那個地方跳痛，並有刺通的感覺，此時胸腔中充滿能量，比上次解讀時強，能量直下腹部。

第三次解讀，任脈出現一條如同河流一般的能量，往上走，往臉部上去，嘴唇周圍下有氣感，也覺得有點刺刺的，能量流走上額頭，行至百會，沿著督脈，往下走，如瀑布滑下，任督二脈串成能量之河，走速變快，我打了二次哆嗦，鎖骨中央三角形下有一個結，似乎有東西從裡面溶解出來，慢慢浮出表面，有細微寒氣從背後散出來，也從大腿下方散出來。

之後開始走橫向，心輪能量加強，能量沿著鎖骨往兩側肩頭走，往肺經與大腸經走，順著手臂往下排出肺部與大腸的熱氣（我那天有中暑現象）。

祂說，我不是本草綱目上的蒿類，我是「印蒿」，但是蒿類的共同特性都是解毒、解熱與清血，我是神聖精油中少數可直接針對身體的精油。

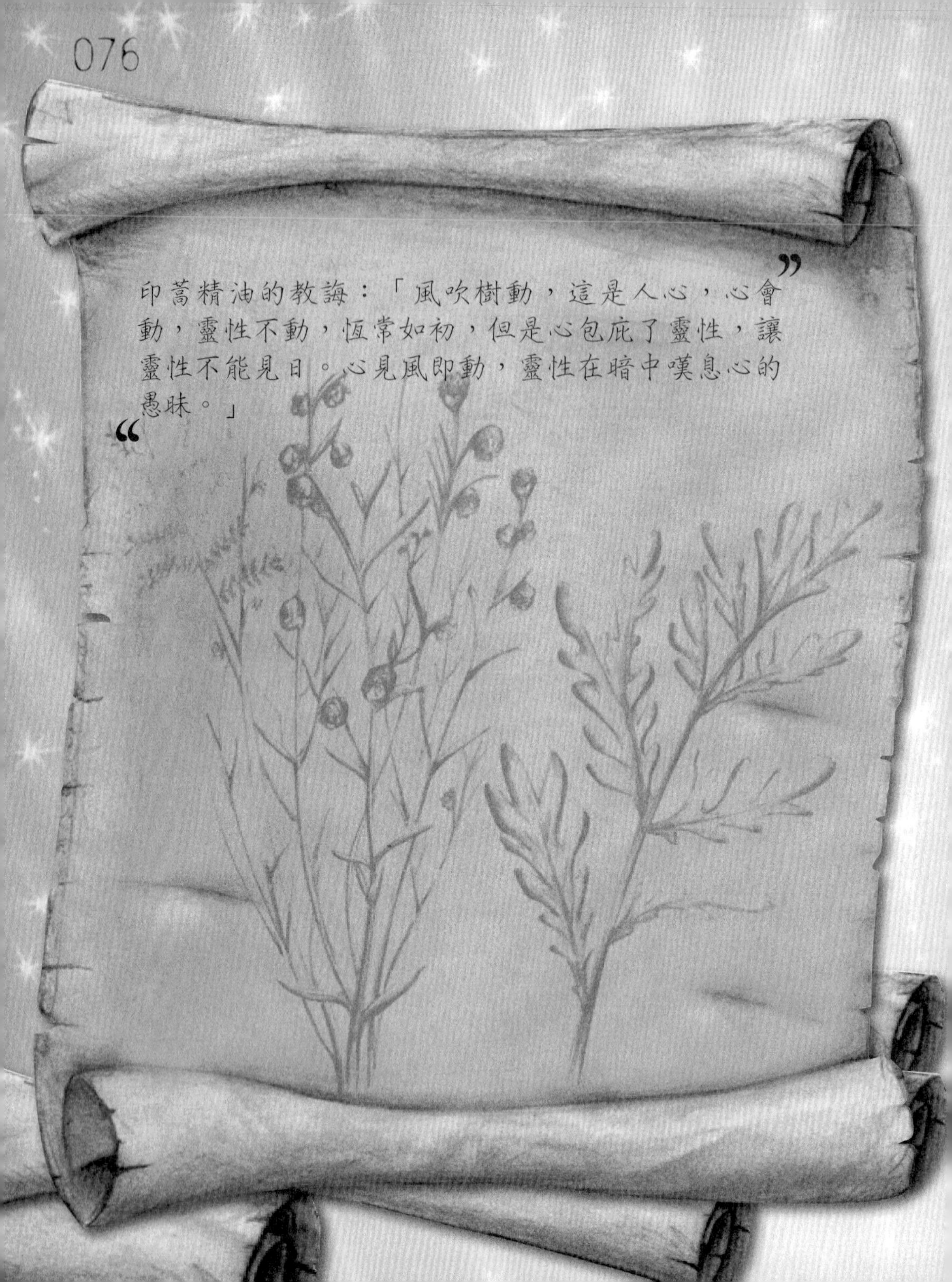

印蒿精油的教誨：「風吹樹動，這是人心，心會動，靈性不動，恆常如初，但是心包庇了靈性，讓靈性不能見日。心見風即動，靈性在暗中嘆息心的愚昧。」

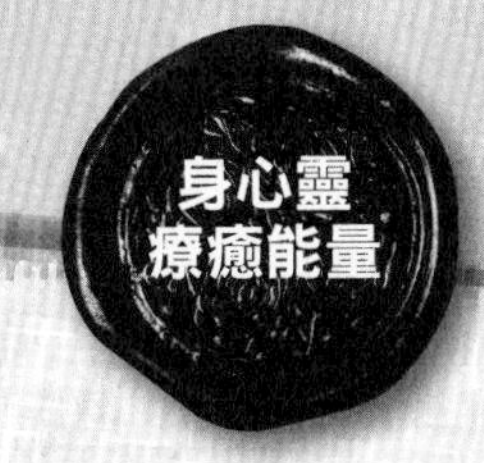

1.根本能量

印蒿精油的根本能量在於清淨使用者的法身慧命。

主要作用在兩個部份，首先清淨的是過去世的惡業對此人造成的沉積與鬱滯，同時作用在心能量與身能量之上，也就是清理身與心中所淤滯的負面能量，清理此淤滯的同時，印蒿精油也在幫助此人揭開覆蓋在法身慧命上的暗影，也就是靈能量上的暗影，令靈能量從蒙昧無知中清醒過來。

個人的累世罪障無法單靠著精油去消除，也不可能靠外人的力量去完全淨化，精油只是幫助除去心靈上的朦蔽，使其自我覺察能甦醒，促使看清楚自己的過去命運中曾經發生的種種，從而開始啟動清淨自我的過程。

自我清淨的歷程，起於自我覺察發生後而能深自懺悔自身惡作的罪障，不是產生罪惡感與自憐感而已，而是起於真正的深自覺悟而發生的懺悔心。因此惡業重大者可先使用印蒿精油，請印蒿精油在消除業力的蒙蔽上先助一臂之力。

但是根據我的經驗，惡業難除者都不願意承認自己是惡業重大者，甚至有人光這世可看到的惡業就非常重大，還辯解自己是好人。譬如一個總是與有婦之夫外遇的女性，而且墮胎多次，還可大聲說，我是好人，我都沒有害過人！她渾身都是病，怎麼治都不會好，重大惡業所導致的病是不會輕鬆死翹翹，準是被病魔折磨到生不如死，典型的業力病都是如此，這可說是印蒿精油的專治。

不過惡業重大者常常因為惡業的障礙，而難以親近救贖的機會，或是不願接受救贖的機會，這類個案極常見到。若是可先用印蒿精油，得到救贖的機會將大增，或者也可以說他願意接受救贖的機率將大增，自我懺悔的意願也將增加。

在實際治療經驗中，惡業重大者若不願意對其惡業有概括承受的心意（承認自己的惡作，願意懺悔），他會在有印蒿精油的複方精油開始作用之後，自動停用精油，因為使用後業力會被印蒿精油揭開，假若使用者在心靈層面不願意面對這些惡業，就會產生很強大的抗拒感，基本上此種人是自己拒絕了被救贖的機會。

2.靈能量

印蒿精油說：「心會動，靈性不動，恆常如初，但是心包庇了靈性，讓靈性不能見日。心見風即動，靈性在暗中嘆息心的愚昧。」印蒿精油的根本能量是先作用在心能量之上，心的正面覺知力被喚起，靈能量也會增加。

在靈能量上，印蒿精油的功能是令人瞭知大法，祂說，在一個人真正能愛眾生之後，才能瞭知真正的大法。大法乃業力之法，個人的業力不清淨，難成大法，所謂的業力大法乃宇宙法則，自無始以來就已經存在於宇宙中。

3.心能量

心能量能產生聯想與直覺。印蒿精油說，聯想與直覺並不同，聯想是腦中智慧的運作，直覺是無意識的反應。一般人的直覺大多產生自無明，只有擁有純淨的心能量者，才能有純淨的直覺。

並非完全不能相信直覺，必須用智慧與正確的邏輯去檢視直覺。若一個人充滿欲望及私心，就會污染直覺，也可能污染聯想，所以需要先學習淨空心能量，直覺才能是智慧之語，聯想

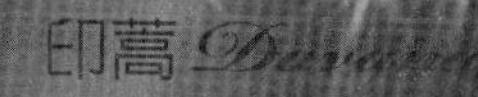

才能是智慧之鑑，否則只是徒費口舌而已。

印蒿精油能夠清淨心能量，特別是頂輪與心輪的能量場。清淨心能量就是除去心能量上之穢跡，令人除已惡之後，能發心除眾人之惡，這是心能量的極致展現。人無法獨善其身，必須兼善及周圍之人，擴張愛眾生的能量也是心能量的功能。

4.身能量

身業深重者，不是淤塞，就是氣枯。印蒿精油的主要能量是將眾生身上的惡業除盡，因此也能從身體下手，從身體去解開心與靈能量的密碼，令心能量與靈能量甦醒。

印蒿精油是神聖精油中少數可以直接療癒身體的精油，在清熱、除濕寒之毒上有特效。

為何可清熱又除寒？幾乎所有的精油都先行使平衡功能，所謂的平衡，必然先排除身體中的不利物質，過濕、過寒、過燥都是不利物質與負能量過多所造成，寒濕並重者用印蒿精油最好，體寒者也是有燥熱之氣，不能只用熱性精油去消寒，如此反而令其上火。

根據印蒿精油所說教導，所有記錄在身體中的惡業記號，祂都可除去，一層層往下、往內走，去盡除所有惡業。

瞭知業力法者使用印蒿精油能夠更快除盡惡業的印記。身體上的惡業記號，可以理解成身體與心靈上的疾患，特別是舊病、久病、重病；惡業印記也來自情緒與意念的造作，以及來自娛樂與飲食殺生之業力。

1.積弱不振，但是心想振作者，如同祈求上師般，帶著虔誠與尊敬的意念使用印蒿精油，就能得到宇宙大能的加持，待掃除自己無能擺脫的業障後，就可以開始使用數字精油來修整與發展全人格的心理能量。

2.修行者修行至某種階段，需要藉助外力，以去除更深而根結的業力時，可用印蒿精油，可幫助他觀照過去世的業力，並協助鬆動與淨化業力。

3.印蒿精油說，沒有病是祂治不好的，除非此人不願意脫離惡業輪迴者，以及甘願在地獄般的苦中假裝作樂者，如此就不必讓他使用印蒿精油。

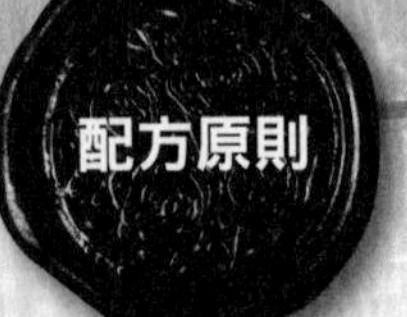

需配合同是神聖精油，同樣可以除去業力與與淨化身心的精油，與阿魏合用，加入木質類精油，可以除去可長久根結的業力病之病根。

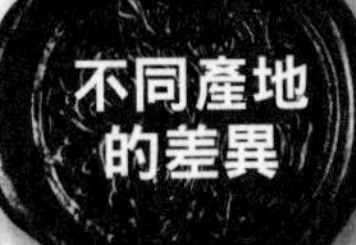

目前OMaroma只產自印度的印蒿精油。

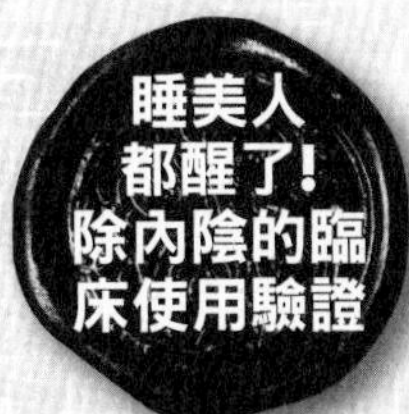

<除內陰油>與<除內陰養生霜>

使用者：

身體經常有不明病痛，難以治癒，有慢性病，不容易安睡，身心燥動。曾經有舊傷（開過刀、撞傷），曾經遭遇重大心理創傷。長期卡到陰氣，陰氣已經深入身體呈現寄生或是結晶狀態。長期憂鬱或負面情緒嚴重，導致自生濁氣與外來陰氣結合。除內陰是清除侵入更久更深入的身心靈陰氣，將長期寄宿在身心靈中的負能量與陰氣解壓縮，然後釋放出來，除外陰是排除侵入不久只在表面的陰氣以及當做結界來使用。

配方：印蒿精油等。

主要功效：

解除壓縮在身心內的身心靈創傷，長期使用後可排除深層潛意識中的障礙，甚至前世的業障都可以處理。

使用時可能會有的身心靈反應：

短暫局部發癢、痠痛，咳嗽，放屁，拉肚子，輕微發燒，初期多夢，被壓抑的情緒解壓縮而排出。

使用說明：

每天使用1-2次，每次10-12滴。從肋骨中心線（以鎖骨中間為起始）往下塗到恥骨上方，印堂，整條脊椎。使用過後會有舊傷浮現，可加強塗那個位置，若是不舒服消除就不須再塗那裡。

禁忌：無。

所謂的「內陰」，這是我定出的名稱，是指身心靈深處的負能量與陰氣，除內陰的「除」不是單純的消除，而是先產生解壓縮的功能，之後才進行淨化。因此，除內陰的淨化是一波一波越來越強，直到全部被壓縮的內陰檔案都解壓縮完畢。

我們身心靈若是承載太多負能量導致儲存空間不足時，就會自動壓縮檔案，把充滿負能量的記憶與情緒等壓縮後送入身體的深處，冷凍儲存起來。

除內陰有很強的解壓縮功能，所以一開始使用，就跟垂直排酸一樣，用之前普通疼痛，用之後的初期超級疼痛，再來逐漸減緩，之後永遠痊癒。

若使用前對自己的情緒與累積的業力處於麻痹狀態，或是被刺激才會有發作，這些壓縮檔案就像睡美人，一直都睡得很香甜。

使用除內陰之後，睡美人一個個醒了，身心靈內就變成熱鬧的市集，寒氣、躁氣、情緒、記憶、陰氣、過去世的業力，甚至寄宿的靈，都將一個個醒來，但是不會同時甦醒，通常都是從最表層與最近的事件開始解壓縮與清除，之後慢慢往回溯。若長期使用，可處理前世業力對此世的影響。但是，有些人寧願自己永遠在身心靈麻痺狀態，我會建議他不要用除內陰，因為他用了之後會有很多抱怨，而後就自動停用。

為何設計出「除內陰」？

2007年的農曆年前，我實驗印度千葉玫瑰配方，在心輪內啟動極大的釋放，導致高燒一周，釋放出自小到大，原生家庭帶給我的負能量。但是這只是一個開始，我發現高燒過後，反而將更深的淤滯解壓縮出來，我也不確定解出來的是什麼，只知道有奇怪的能量不斷浮出表面，而且感覺更強的排毒正在進行著。

發燒幾天之後，某天下午突然很想大哭，我就去房間大哭一場，一邊哭一邊觀照自己，從小到大，真的背負太多的壓力，現在正好徹底清一清，哭了幾場之後，感覺到莫名的輕鬆，心輪的振動更有力量。

但是兩週後我身上發生怪事，先兩三天都覺得細微氣感徘徊在皮膚表面之下以及背部的皮膚表層之下，那種氣感就像有很多細小的蟲子在皮膚下蠕動，讓我很不舒服，但是實際上既不痛也不癢（我小時候也有過這種感覺，有時候像是在骨頭上面爬），某天晚上又做一個很清楚的夢。

我夢到兒子臉上的皮膚變成像布料一樣，某種格子布，像是刺青在臉上。醒來後，我發現對自己臉部皮膚的感知跟我夢中兒子的臉是一模一樣，臉摸起來是正常，但是感覺很不正常，好像貼了一層奇怪的皮在臉上。

我覺得是氣滯，感覺內部的氣一直湧上皮膚表層下方，然後停留在那裡振動著，如同深層的負能量解壓縮之後不斷瀰漫出來，就是一種瀰漫的感覺，因為不是推出是瀰漫，所以推力不足，浮在表面皮膚之下卡住，出不來。

於是我就想做一瓶精油來處理看看吧！於是有了「除內陰」的配方。

首先塗在臉上，連兒子的臉也塗，第三天就好了，怪怪的臉皮感消失了；之後，卻陸續浮現小時候、青少年、大學時期的創傷情緒與記憶，大多數都是已經遺忘的或是許久不曾想起，這些記憶卻依舊在身心靈中，因為需要重整，所以被除內陰叫出來點名。

除內陰精油真的是非常神奇且殊勝，具有完全的慈悲能量，可以深度修復隱藏在身心靈深處的脆弱與傷痕，幫助恢復身心靈本有的正面能量。

印蒿精油說：「惡業重大者，需用我。」

所謂的惡業不單是指造作惡事的惡業，只要是身心靈曾經被惡業所傷，不管是他人所造的惡業或是自己所造的惡業，不論是自做惡業在他人身上，或是被他人所做惡業所傷，都將在身心靈中刻下記號，也就是一定會留下創傷，造成身心靈的淤滯、脆弱、破損，因此，需要用印蒿精油。

「除內陰」與「垂直排酸」有何差異？

垂直排酸有解壓縮功能，除內陰也有解壓縮功能，差別在於，除內陰在解壓縮內在檔案後，因不再需要壓抑而心情鬱越來越平靜，反而讓睡眠更深沉。

垂直排酸的能量比較外擴，令人有精神，所以通常建議不容易入睡者，睡前可以用除內陰，而垂直排酸在白天或是睡覺前兩小時使用比較恰當。

另外，身心靈的負能量並不是以虛幻的狀態存在，負能量長期儲存在身心靈內，終將轉化成實際物質而聚結。兩種配方都有解壓縮功能，但是除內陰配方是以比較柔和的力道去溶解負能量，一層層內滲，一層層掀開，細密地以滲透方式解出，有時則是直接就地消除。阿魏領軍的垂直排酸配方則是快速下殺，毫不留情地先溶解塊狀凝結，不斷清理，並且循著排毒管道洩出。

再者，除內陰是從情緒與心靈創傷在身上的能量印記下手，阿魏是先強力溶解身體中糾結覆蓋的負能量與有害物質。譬如溶解並清除外傷造成的淤滯，以及生活飲食失調所累積的酸質等，是垂直排酸的工作，不是除內陰的工作。

關於除內陰配方其他使用者的反應歸納整理如下：

1.在初期使用時，會排出體內的寒氣及臭氣，想睡覺，夜晚睡很沉。

2.在身體上，舊傷或弱點會痛出來。

3.因為體內的燥火而導致體表發熱，用除內陰養生膏去按摩，可解除。

4.使用一段時間後，有身心靈沈澱的感覺，不焦躁，情緒穩定，可以睡得較好。

5.某些身上帶外靈的人，在剛使用除內陰時會不舒服，身體會疼痛或卡住的感覺，進而不喜歡用除內陰，此時要先用「驅魔師」配方。

欖香脂 Elemi

精油名／欖香脂（英文名：Elemi）

學名／Canarium luzonicum

科別／橄欖科 Burseraceae

分布／原生於菲律賓群島和摩鹿加群島。

萃取部位及方法／樹膠（gum），蒸氣蒸餾。

【氣味】

有脂類特有的香氣，稍有微甜，帶有淡淡的柑橘類香氣，吸進去馬上在胸腔內擴散。

【主治】

1.欖香脂精油的教導：可治療溼熱與溼寒交織之病，平定心神之混亂，淨化靈知及意識，凝聚魂魄的力量，打擊身心靈內的惡勢力，收驚除煞。

2.其他資料：欖香脂具有防腐、鎮靜、幫助傷口癒合、祛痰，有興奮劑效果，有利胃、滋補的功能。皮膚方面，可照顧老化肌膚，處理創傷、發炎的皮膚，減少皺紋等。對支氣管炎、鼻黏膜炎、嚴重咳嗽、乾咳有療效。也可處理神經衰弱及與壓力相關的身心症狀。

【禁忌】

欖香脂精油無毒性，無刺激性，無致敏性。

歷史典故

過去Elemi此字被用來代表多種樹脂，譬如，西元十七到十八世紀期間產自巴西Icica屬樹木的樹脂被稱作Elemi。更早之前來自索馬利亞北部一種被稱為古埃及乳香的樹脂，也被稱作Elemi，這種樹脂通常被穆斯林朝聖者收購，大部分產量都由阿拉伯國家買光了，難以流入其他地區。

Elemi這個名稱還有個說法，此字是來自阿拉伯語"As above, so below"的縮寫，從語義來理解有「是上界之物，但卻在塵世中」的意思，所以欖香脂具靈性與世俗的雙重性。

目前可採購到的欖香脂精油幾乎都產自菲律賓，是熱帶溼熱之地的特產，找不到太多相關資料，但是根據欖香脂精油的教導，祂說：欖香脂是熱帶神聖植物的精華，叢林中精靈聚集之所，惡鬼趨避之處，在森林深處的水泉邊生長，動物們知道生病時可食樹之葉與果實；鳥兒知道食其嫩葉，能滋養繁殖力，交配季節會來此樹聚集求偶；巫師用樹之枝葉作法除魔，產婦用葉煮水為嬰兒淨身，為自己清洗下體、頭部與乳房；樹脂是最珍貴的，只有在敬神時燃燒。

種子與葉都有類似功能，種子榨油可治療溼熱之地易生之疾患，樹脂可用來治療溼熱與溼寒交織之疾病；雨季時用在幼童與老人身上，可減少死亡率，土著燃燒樹脂，用煙來治療部落中的重病者，若是治不好而身亡，也是以燃燒樹脂送亡者與祖靈會合，以煙引導亡者去應該去的地方，使不成為怨靈。他們相信用欖香脂可以使靈魂放下心傷怨恨，而成神靈，護佑族人。

《本草綱目》與其他中醫典籍找不到可能是欖香脂的治療紀錄。

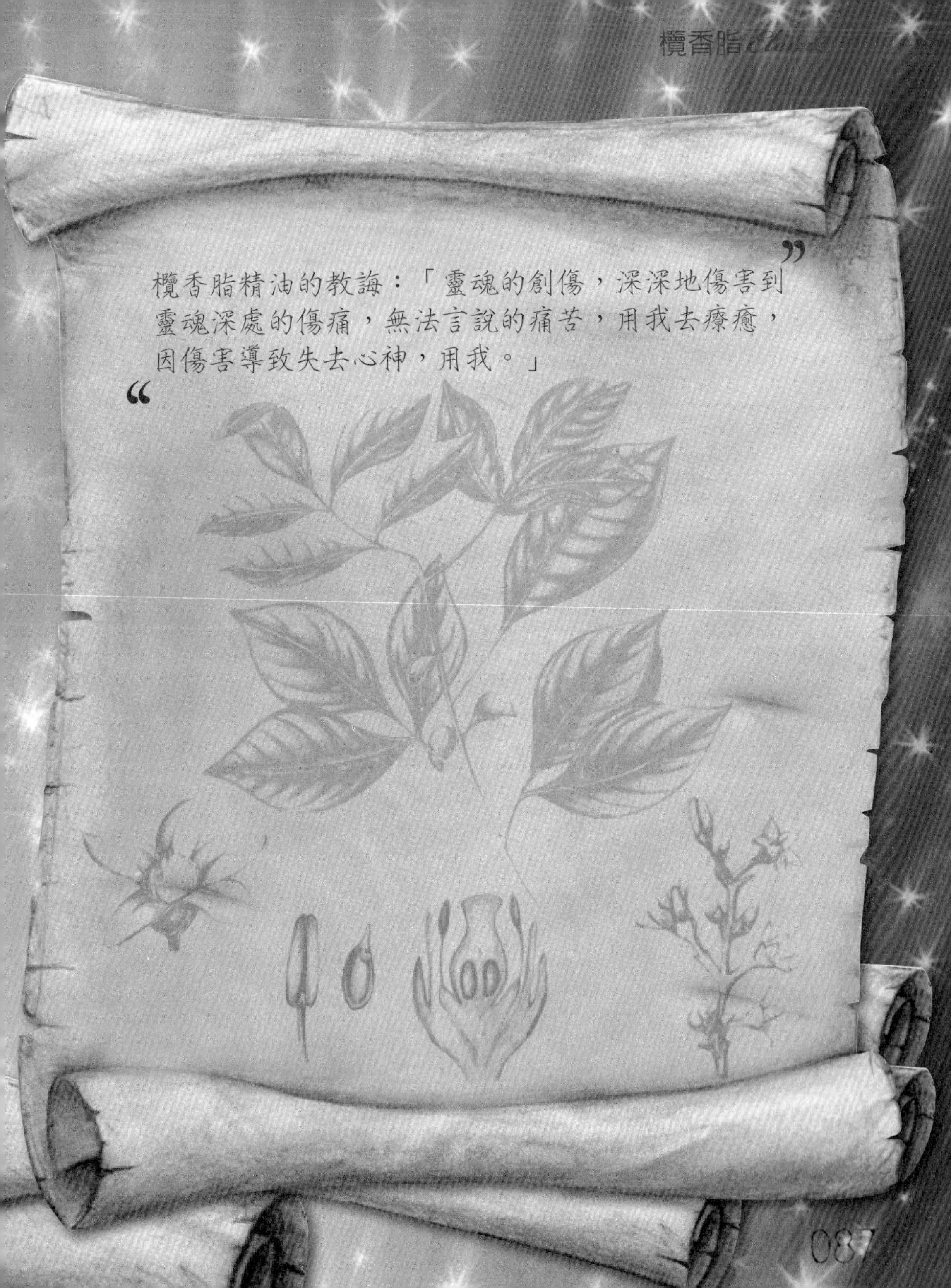

欖香脂精油的教誨：「靈魂的創傷，深深地傷害到靈魂深處的傷痛，無法言說的痛苦，用我去療癒，因傷害導致失去心神，用我。」

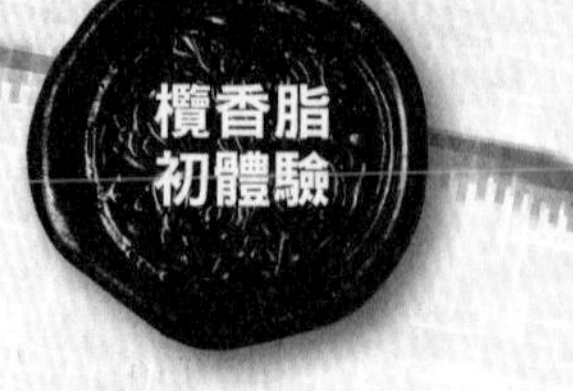

第一次解讀欖香脂，能量直上頂輪，感覺整個上焦一直到頭頂都充滿欖香脂的能量，臉部有細微麻癢感，能量是實心的，會移動，但不快速擴散，呈現實心的瀰漫狀。

祂說必需帶著恭敬的心使用欖香脂，不可怠慢輕心，欖香脂乃神靈之代表，熱帶地域之神聖歸屬於祂，祂亦歸屬於熱帶地域之神聖。

第二次解讀時，基本的感受是一致的，祂說欖香脂是能夠守護魂魄的力量。

第三次解讀，肩髎穴有氣向下，欖香脂從心輪中心鑽進去，整個臉中央都有氣感，嘴邊鼻邊有輕微刺感。我看見一個畫面，一個人坐著，上半身機械式地不斷往後晃動，接著往前翻滾，像一個輪軸，一直滾動，接著我看見一雙細腿，我的視覺往上看，腿上面的身體像是磨菇，牽著這個人去一個地方，像是送他離開，被牽著的人似乎安定下來，此人轉身，我看見其臉，是綠色，表情並不好，但是不恐怖。

這個畫面的意義是什麼？

此次解讀時，每天早上我除了固定的唱咒、誦經、靜坐之外，也誦讀往生淨土祈願文，家族與個人累劫的業力，一層層的往內清淨，累世業力的轉化已經進行到非常深層的部份。

因此，我看到的畫面有兩層詮釋，第一層，從情緒面來看，欖香脂鑽進心輪中，幫助處理過去儲存在心輪深處某種壓抑的情緒。所謂的過去，可說此世，也可說是過去世，我們一般人此世所累積的情緒已經夠你耗費此生剩餘歲月去解讀與解壓縮了，這世的業力功課還沒做完，千萬不要好高騖遠地總是要去知道前世因果是什麼！

另一個層次，是這個搖晃者是一個亡靈，可能是我在過去世的業力，也可能是我處理的個案所帶來的，但尚未處理完畢。激烈搖晃與如輪軸一樣的轉動，顯現此靈體存在於巨大的焦慮不安中，無法移動到應該去的地方，也就是無法安息。根據我的解讀，此靈是因為往生時想著我，才與我有連結，但是沒有怨念，所以沒有造成我身體的不適，欖香脂的執行精靈帶著此靈往光之門走去，轉移到應該去的地方。

若是沒有使用精油，這些細微的情緒或是外靈需要長時間入定後才能發現，因為這些都是非常幽微的能量。

精油在執行工作時，有時精靈會現身，有時不會，精油的執行精靈的長相皆不同，但都很特殊，並不像《魔戒》或是《哈利波特》中的精靈那般醜怪。負責執行任務的精靈，不能說是真正精油能量體的顯現，精油能量是無形無狀的。

通常我解讀外靈寄宿或是外靈跟隨的問題，不會只從可探究到的前世因果來解讀。靈界干擾或是靈騷是有雙重性的，必定與當下或是此世的心理情緒面有關。

在我的看法，靈騷一則是實，另一面卻是虛，也就是說是真的有鬼，但是也可以說沒有鬼，而是心理面的心魔所顯現；更白話的說，確實是有鬼，但也確實是沒有鬼，若是對空性有些體悟，就能體會到我表達的意思。

除了我們這種怪胎（可跨界的敏感體質修行者），一般人見鬼，都不是「憑空招惹」來，不是無辜倒楣而遇到，大多是前世業力，或是與此世的心識相印而來。譬如說寂寞的女人，就會招到男鬼甚至動物靈來跟隨，此靈與此女沒有前世業力，卻與這個女人此時此刻的情緒與欲望產生掛鉤，而可相結合，甚至因此被此女迎接而入住體內。後者比前者更難處理，因為見鬼者可能在心理上已經依賴此鬼，或是與此鬼融合為共同體了。

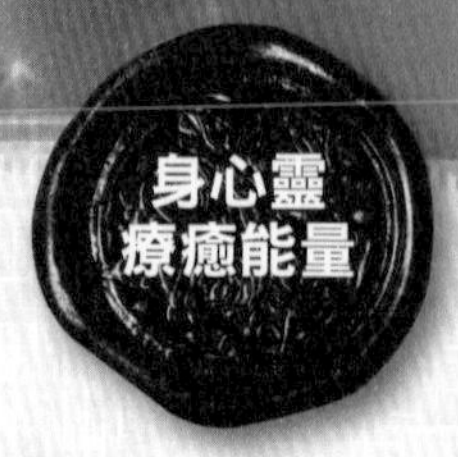

1.根本能量

拔除、淨化，之後補氣，是欖香脂的根本作用，但是主要在拔除與淨化，補氣不是核心功能。淨化靈知及意識，將身心靈導入正軌，令人不入歧途。

欖香脂精油的能量是從身、心，靈三層同時切入運作，打擊身心靈內的惡勢力，修復心神之創傷，平定心神之混亂。

拔除蓋障與收驚除煞是根本功能所延伸出的作用，可令臨終者與已經往生的靈體放下執著、怨恨、遺憾等情緒。欖香脂的能量將引領靈體走向光之門，幫助其不滯留幽冥界，得以安息而往生到應該去的地方。

另一根本能量是尋回身心靈中散落的靈魂碎片，包括自己靈魂碎片以及外來沾附到的。欖香脂精油可在身心中搜尋流竄的能量碎片，這些碎片可能堵住氣脈、血管，甚至影響器官的健康，欖香脂精油能將自己的靈魂碎片帶回原位並修復之，同時排除不屬於這裡的外靈碎片。

最後欖香脂精油的能量將到達大腦中負責與大宇宙聯結的區域，開啟頂輪的高級功能，能接迎高靈的加持，進而促進身心靈整體的修復與進化，接引諸高靈能量，感受到護佑而安康，在身心靈內凝聚平靜及祥和之能量，不會愚昧地拒絕高靈的庇祐，能成為身心靈高度進化的人類，而非低等人類。（所謂的低等人類，是指某些人的生命經常受到低階欲望的掌控，如物欲、性慾、情慾、權力慾等，從無止盡欲望中延伸出種種導致自我毀滅的意念及行為。）

2.靈能量

欖香脂精油說：「心神所傷，用我去修復。」

外在的創傷，打擊心能量，也影響到靈能量，所以祂又說，若有靈魂的創傷，深深地重創靈魂深處的傷痛，這種無法言說的痛苦，用祂去療癒，這種傷害而導致失去心神，用欖香脂精油可療癒。

心能量與靈能量在現實上無法完全各自獨立，永遠都互相影響。

所謂靈魂深處的創傷，在臨床上大多呈現出非常深沉的心痛，痛到無法言說，嘴巴都無法說出自己的痛苦，甚至無法哭泣，只感覺到胸口彷彿有個深不見底的黑洞，不斷吞蝕自己的能量，一直到身心靈耗竭乾枯為止（這種個案在我的幫助下都可以幾乎完全釋放地哭出來）。幾乎每個人在一生中都會遇到幾次痛不欲生的傷痛，若是你都沒有嚐過，或許那也是某種異常的幸福。

不過嚐過這種傷痛者，當走出後，生命將幻化出獨特的丰采，傷痕雖還在，但是生命能量卻泛著異於常人的美麗光芒。

欖香脂精油也接引往生者之靈，可使亡者放下執著與怨恨而能往上界遷移。祂說，每個往生者都能因欖香脂精油的能量而放下自恨、自責、怨恨、心傷，得到救贖，接受欖香脂精油的指引去更高層級的靈界；祂說：欖香脂是光的世界派來此世界的使者，接引亡靈去光的世界，祂就是陰陽界之間的光。

祂說光的世界是指佛國淨土或是上帝所說的天堂。臨終前的人，可以用欖香脂精油，可幫助往生時刻順利接受諸佛菩薩等高靈的接引。

活蹦亂跳的活人，用欖香脂精油可以保護靈場，在第八脈輪外形成結界，倘若陰氣已經進入靈場，甚至進入身體，欖香脂精油可以迅速僻除陰氣與邪氣，令陰邪之能量無法附著在此人身上。

3.心能量

心能量遭受損傷，臨床上可見的症狀如精神分裂、憂鬱症、躁鬱症、幻聽幻視等，俗稱「失心瘋」，精神失常等也都是心神受到損傷所致。

被鬼魔附身後精神失常，則是靈能量受到戕害後，導致心能量混亂失常所致，但是有些患者則是心能量已經殘破或是心識不正，才讓邪靈有機可乘。

欖香脂精油的能量可以導正心能量的偏移，同時修復與淨化心能量，守護心神，藉此重新凝聚靈能量，以膻中穴為入口，修復心輪的損傷，使心輪的運作恢復正常。

4.身能量

在身體方面，欖香脂精油不在經絡中行走，但可統領經絡的運行，保護膻中、命門、膏肓等穴，令邪陰不侵。

欖香脂精油也是脂類中速度較快的精油，因產於熱帶，都有去溼、熱之氣的功能。搜尋靈魂碎片的功能也可以處理經絡、血管與器官的堵塞。

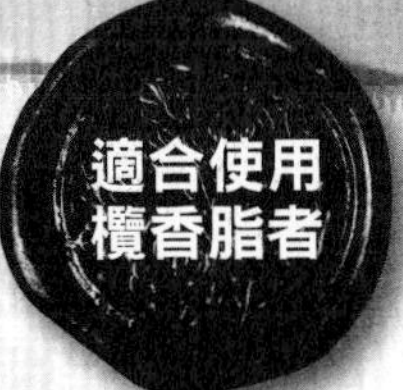

1.欖香脂喚醒覺知力不足者的自我覺知力，發展其覺知力。

2.欖香脂喚起良知萎靡者的良知，幫助他的良知進化。充滿邪見者也需要欖香脂精油的幫助。

3.喜歡親近多陰能及非善能者的人，需用欖香脂，例如結交邪友，喜歡去邪惡地方（夜店、聲色場所）、親近邪教等。

4.因為工作關係需要接觸氣場不良者或是進出氣場不良場所的人，可用欖香脂來保護自己不受傷害。

5.體質敏感，容易見陰者，也可欖香脂守護自己。

配方原則

1.安息香與欖香脂的組合可以喚醒一個人的正面靈知，令其意識走向心識穩定與正知見狀態。

2.可以配合補氣的精油，更可加強欖香脂的功能，如沒藥、木質類精油。

3.也可配合加強僻陰與疏通的精油，加強排出陰氣與濁氣，如香茅、橙葉、牛膝草等。

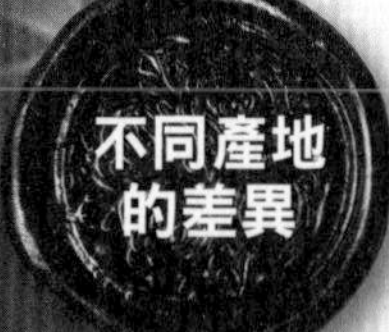

目前OMaroma只有產自菲律賓的欖香脂精油。

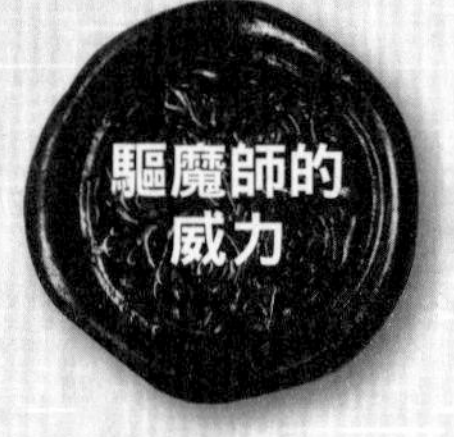

＜驅魔師精油＞與＜驅魔師養生霜＞

使用者：

中降頭或是詛咒，祭拜不正常的神廟而遭遇糾纏，除外陰是除去一般的靈干擾，著重於保護與排除剛入不久的陰氣，驅魔師則是處理邪神、妖或是威力強大的靈干擾，著重在強力排除與治療。

配方：

德國洋甘菊，印度白檀香等。

主要的心理功效：

解除降頭，強力去除侵入身心的陰氣，保護心神。

使用時可能會有的身體反應：

從毛孔排放陰氣，咳嗽，放屁，拉肚子，局部短暫發癢或疼痛。

使用說明：

需要時使用，每次10-12滴。從肋骨中心線（以鎖骨中間為起始）往一下塗到恥骨上方，印堂，整條脊椎，兩側膏肓穴周圍。若有其他很不舒服的地方加強塗那位置，塗完之後10分鐘可刮痧，輕刮之後看見紅點出後再刮幾次就可，之後再塗一次精油。

禁忌：無。

前面說過，通常我解讀外靈寄宿或是外靈跟隨的問題，不會只從可探究到的前世因果來解讀。靈界干擾或是靈騷是有雙重性，必定與當下或是此世的心理情緒面有關。

前面說過，我認為靈騷一則是實，另一面卻是虛，也就是說是真的有鬼，但是也可以說沒有鬼，而是心理面的心魔所顯現；用白話的句子來說，確實是有鬼，但也確實是沒有鬼。

所以，以這個角度來看，除了像我這種可跨界的敏感體質修行者，一般人見到鬼，都不是無辜倒楣遇到的，大多是前世的業力，或是與此世的心識相印而來。什麼叫做與此世的心識相印呢？例如說，寂寞的女人，就會招來男鬼甚至動物靈來跟隨，此靈與此女沒有前世業力，卻與這個女人此時此刻的情緒與慾望產生呼應，而可相結合，甚至因此被此女迎接而入住體內。

不管是前世業力所導致的靈騷，或是心識慾望所招來的靈騷，甚至自動找你做靈界的代言人這類的靈騷，都可用驅魔師配方來處理。

為何設計出驅魔師配方？因為2007年到2008的上半年，我被熱帶雨林的妖怪打得很煩。

這些邪靈為何會找上我？一是我的學生身上帶著的，學生跟著我學正法，它們不爽，所以要給我點顏色，要我把人還給它；另一些邪靈是想利用我，邪靈需要活人作為替身或是代言人以壯大自己的能量，我在它們眼中算是挺可口又適用的容器，那段時間白天常被隔空攻擊，晚上很少有一天可以一覺睡到天亮不被叫醒。

做出驅魔師之前，都只用「除外陰」做結界，除外陰的攻擊力普通，對付一般的鬼還可以，若要對付妖精之類的邪靈，整體的持續力就顯得不足，我就想不如作一瓶精油來協助防衛並且反擊，但是只是想而已，因為那時正趕時間研究中醫與作經絡配方。

某天晚上我又被鬧得很兇，但是我又很累啊！根本懶得理它們，翻來覆去還是繼續睡我的覺，但整夜腦子裡都自動播放某些精油的名字。早上醒來我發現，乖乖！光是播放精油名稱就有防禦力，但是顯然不是很足夠，我就來配一瓶吧！所以就有了「驅魔師」。

剛開始使用驅魔師，首要的目的是，請這些邪靈不要再來煩我，除了防衛，就是要給它們點顏色看，讓它們知道我不再繼續消極抵抗，使用時同時配合修不動明王本尊法。同時可以消磁，治療靈傷，解出外靈射來的武器，若是配合雙頭水晶一起使用，效果更佳。

後來我為媽媽以及朋友做身體治療時發現，當我用治療身體的配方進行水晶刮痧治療時，住在深處的外靈會洩出陰氣到皮膚表面（住在表面的很容易就感應到，躲在深處會迴避或是流竄，所以不容易被感應到），一旦發現之後，就用驅魔師，外靈便被逼出而現身，有些還固執不願離開，就必須勸說，或是用咒語去渡它出來。

因此，懷疑自己有染到陰氣或是外靈寄宿者，可以在經常疼痛的區域，整片塗上驅魔師，過十分鐘之後刮痧。一般來說，用我的配方之後使用水晶板刮痧，刮**5-10**下之後，一定開始出紅痧或黑痧，甚至表面會浮出紅、黑顆粒，若沒有出痧，皮膚表面只現出淡紅色，甚至刮很久，皮膚表面連紅都沒有，身體裡面「一定」是有外靈寄宿。

身體的某部分長期不正常腫起、長期疼痛，或是脊椎側彎，矯正多次都不會好轉，有外靈寄宿在身體的可能性都非常高。我曾經處理一個咳嗽十多年的個案，結果在他的手臂孔最穴與後背部的肺俞穴各渡出一個靈，之後用肺經與大腸經養生霜一陣子，咳嗽幾乎痊癒（只剩下情緒激動時會咳）。

用驅魔師引出寄宿的外靈時，若是此外靈是家族中人，或是有宿世因緣的冤親債主，就要同時說治療語句來處理心能量與靈能量。

外靈引出後，仍會有殘氣在身體中，所以需要繼續使用驅魔師、除內陰或是相關經絡的配方，去清理這些殘氣，寄生的時間越長，陰能量的抓附就越深，排除殘氣所需的時間越長。

幾乎所有用過驅魔師的個案都陳述，身體任一部位塗上去之後，寒氣與陰氣較重之處的毛孔，甚至全身毛孔馬上釋放出負面能量；有的人會狂打噴嚏，出現傷風感冒的症狀，其實是在排除心肺系統中的寒氣；有的人會腸胃咕咕響、放屁、拉肚子，是在排出腸胃系統中的寒氣；排幾天之後，相關經絡可能疼痛，因為更深的負能量正在解離中。

陰、寒氣排除的過程，一定需要更多能量，原因之一是身體需要正氣去推出負氣，所以此時身體非常耗能，雖然驅魔師也強力在補氣，但是還是需要身體本身的熱能；原因之二是陰氣或是外靈也是能量，當被解出後，身體能量場就會出現空缺，空缺需要補滿，所以此時更需要補充能量。因此，陰、寒氣排除的當時與之後，會有輕鬆感，也容易覺得疲憊，甚至頭幾天會無法控制地昏睡，也可能容易飢餓，此時，睡飽與吃飽是補充能量的基本途徑。

乳香 Frankincense

精油名／1.野生索馬利亞乳香

（英文名：Frankincense,Somalia,wild，學名：Boswellia carterii）

2.野生阿曼乳香

（英文名：Frankincense,Oman,wild，學名：Boswellia frereana）

3.野生西印度乳香木

（英文名：Frankincense wood,West India,wild，

學名：Boswellia serrata）

科別／橄欖科 Burseraceae

分布／原生於紅海地區；在非洲東北海岸有野生乳香。乳香樹膠主要生產於索馬利亞、阿曼、葉門、中國和南阿拉伯，在歐洲蒸餾，另外印度亦有生產。

萃取部位及方法／樹脂膠、木質，蒸氣蒸餾法；亦有乳香原精，但主要用作定香劑。

【氣味】

脂類精油的氣味通常比較穩且沉，乳香的氣味在脂類精油中算是比較甜的，索馬利亞乳香的香氣後段帶有飄渺的薄荷味，阿曼乳香則在後段出現清淡的柑橘味，西印度乳香木是木質所萃取，帶有茴香味。

【禁忌】

乳香精油無毒性，無刺激性，無致敏性。

【主治】

1.乳香精油的教導：療癒有無依感者，安慰瀕臨死亡者，修復心能量與靈能量的破損。促進與更高層次的宇宙靈界互動。不同產地乳香的特殊功能如下：

索馬利亞乳香：清出腎與腎經的惡氣，始可正常補正氣。

阿曼乳香：可用於補胃氣，除胃之陰寒。

乳香木：令大腦之神經傳導穩定快速。

2.《本草綱目》記載：主風水毒腫，去惡氣伏濕，癮疹癢毒。治耳聾，中風口噤不語，婦人血氣，下氣益精，補腰膝，治腎氣，補腎，治婦人難產折傷。止大腸泄澼，治療諸瘡，止霍亂。治療沖惡中邪氣，心腹痛疰氣。煎膏，止痛長肉。治不眠，治諸經之痛。附方：夢遺，乳香一塊，拇指大，臥時細嚼，含至三更時嚥下，三五次即見效；難產催生，乳香五錢，研為末，加母豬血和成丸子，如梧子大，酒沖服五丸；陰莖腫痛，用乳香、蔥白等分，搗爛敷塗。

3.其他資料：乳香主要用於抗發炎、防腐、收斂、驅風、幫助癒合、助消化、利尿、通經、袪痰、鎮靜、滋補、利子宮、治創傷、止痛、增加免疫力。處理皮膚的瘢點、傷疤、創傷、皺紋。也可幫助舒緩膀胱炎、經痛、白帶、子宮出血。對壓力、焦慮、失眠也有幫助。處理老人情緒（焦慮、絕望等）與失眠問題，與橙花合用，療效卓越。治療支氣管炎、鼻黏膜炎、流感症狀、氣喘。若是因神經緊張產生的氣喘，迅速有效，若是腸胃型氣喘，則需搭配處理腸胃問題的精油，如豆蔻、肉豆蔻、山雞椒等。此外，燃燒乳香脂可對抗由蚊子造成的傳染病，如瘧疾、登革熱與西尼羅河病毒。

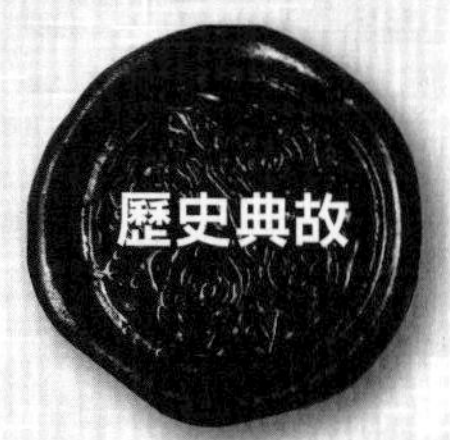

宋代藥學家寇宗奭云：「熏陸即乳香，因其垂滴如乳頭之故。」然芳療所使用的熏陸香（**Mastic-Lentisk**，學名**Pistacia lentiscus**），並不同於《本草綱目》中所言之薰陸。

《宋史》中言乳香有一十三種，《香錄》載乳香，一名薰陸香，出於大食國南，樹類松，以斧割開樹皮，脂溢於外，結而成香，聚而成塊，上品為揀香，圓大如乳頭，透明狀，俗稱滴乳。

Frankincense，源自古法文的**franc**（有純境與自由的意思）與拉丁文**incensiun**（薰香之意）。另有一說法，乳香一詞是因為阿拉伯文稱乳香為**al-lubán**（略為來自於奶之意），因為其樹脂從乳香樹滴出時像乳汁一樣而得名。

乳香在兩河流域的古埃及、巴比倫、希伯來文化中即被使用，特別是在宗教祭典上。在阿拉伯半島與北非，乳香交易已經超過**5000**年。在古埃及法老王**Tutankhamen**（死於西元**3332**年前）的墓穴中即發現乳香脂。在後來的希臘、羅馬文明中，乳香也可堪稱最重要的薰香。

從葉門經阿曼到近東，過去被稱為「乳香之路」，失落的古城鄔巴爾（**Ubar**），即在今之阿曼的**Shisr**，位於「香料之路」上，被推測是古代的乳香交易中心，此陸路的乳香之路因為盜賊搶奪與綠洲消失，在興盛了**300**年後逐漸沒落。至西元**11**世紀，經由紅海，又開闢了阿曼至中國廣州、泉州的「海上絲綢之路」，又稱之為「海上乳香之路」，據說每年向中國出口數十噸乃至上百噸的乳香。

乳香在西方文化中主要被用於宗教儀式上，也用於美容。

古埃及與羅馬祭司必定使用乳香等香料製造神廟中的神祕詭譎的氣氛；至

今，天主教的重要彌撒仍然會使用到乳香。

乳香也是猶太教聖殿所使用的香料之一，在《舊約》前書中的前五卷經常提到乳香。《聖經》的馬太福音第二章第十一節中記載：來自東方的三位賢士攜帶了黃金、乳香與沒藥前去伯利恆朝聖，要將此三樣東西奉獻給即將誕生的耶穌。

不同樹種的乳香樹所產乳香脂的香氣各異，同一樹種的乳香樹長在不同地區，所收取的乳香脂也有相異氣味。

Boswellia frereana大部分生長在索馬利亞北部，當地稱之為**Maydi**，意為乳香之王，歐洲人稱為古埃及乳香，此乳香有**80%**在沙烏地阿拉伯被收購，由穆斯林朝聖客購買帶回，剩下的**20%**也被阿拉伯地區所購買。

除了做為香料，乳香在亞洲的傳統醫療中，作為內服與外敷藥用，用以治療消化與皮膚問題，但是食用的乳香必須是精純的，顏色呈清澈透明，帶點淡黃與非常淡的綠色，裡面不能有黑色或是棕色的雜質，咀嚼起來像是口香糖一樣有黏稠感。

Boswellia serrata是印度乳香，產於印度西部的**Rajasthan**省以及中北部的**Madhya Pradesh**省，印度乳香在阿輸吠陀醫藥中，數千年來都用來治療關節炎，印度乳香的萃取液，在臨床上被證實可處理骨關節炎、關節功能障礙，特別在膝蓋關節有特效。

另外印度乳香被生產成抗皺產品，但是有專家說並無一定效用。不過，在我的經驗中，乳香對皮膚的色癥有不錯的功效，我曾經用乳香給兒子塗在他二年前因皮膚病而遺留的黑色塊與粗糙部位，不到一周就全消失了。一個

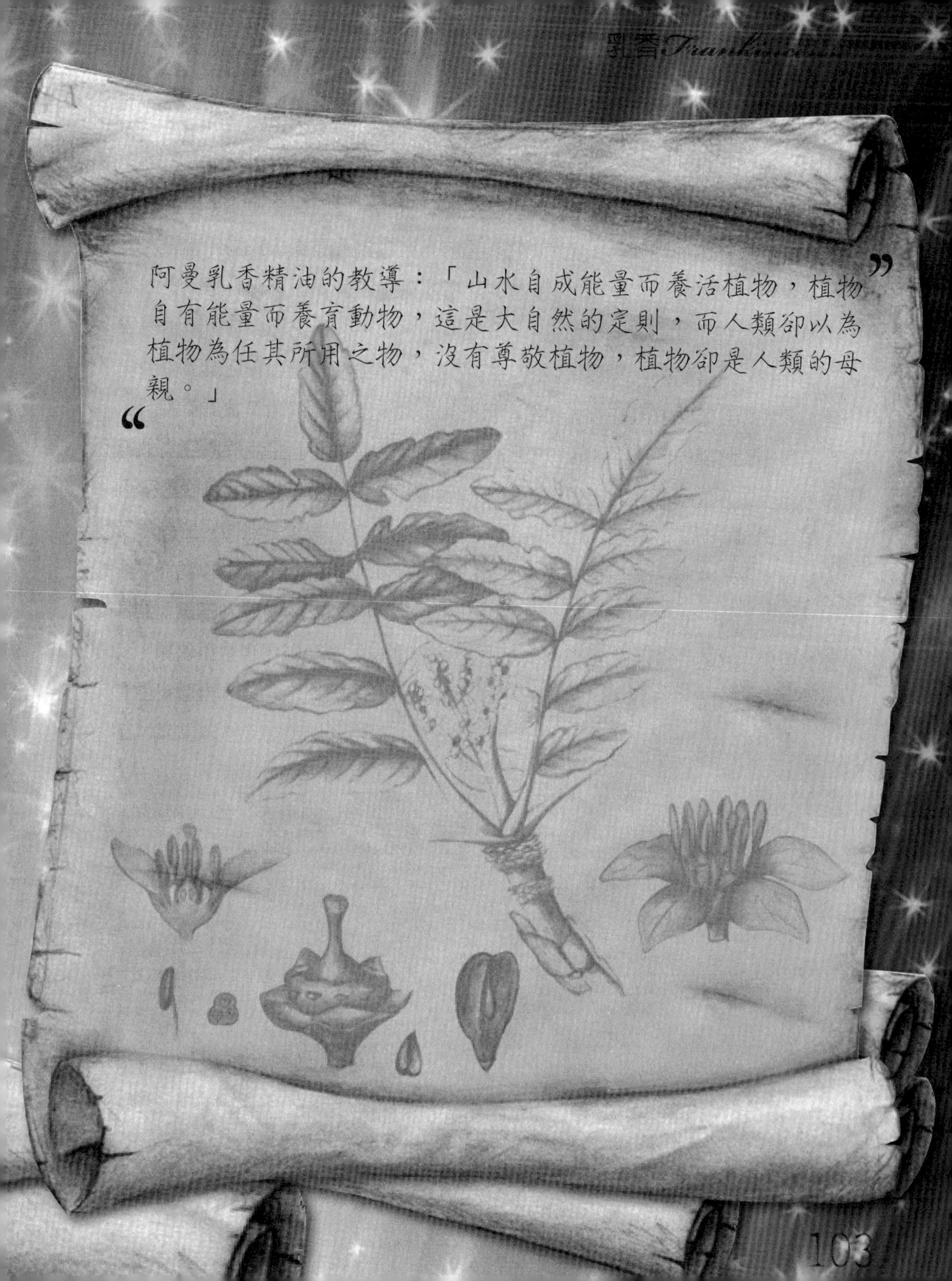

”阿曼乳香精油的教導：「山水自成能量而養活植物，植物自有能量而養育動物，這是大自然的定則，而人類卻以為植物為任其所用之物，沒有尊敬植物，植物卻是人類的母親。」“

小朋友腿上曾經長一個大瘡，痊癒後留下一個大約台幣十塊錢大的難看黑色塊，塗了大約3ml的2%的乳香加薰衣草，顏色就褪掉，變成很淡的小疤，要全部消除色塊，需要一段時間很用心去按摩；用在我自己，對於臉上的黯沉色塊，有明顯的療效，皮膚會整個亮起來。

索馬利亞乳香，所標示的學名是**Boswellia carterii**，有資料顯示**Boswellia sacra**與**Boswellia carterii**都可稱為**Boswellia sacra**，產在阿曼與葉門稱為**Boswellia sacra**，產在索馬利亞的稱為**Boswellia carterii**，但是氣味可能不盡相同。

乳香樹需要到8到10年才可採收樹脂，生長在環境惡劣的地區，氣候乾燥的非洲東北部與阿拉伯半島可見到其蹤跡，喜好石灰岩地形，攀附在陡峭的斜坡，以強勁的根附著在岩石上保持穩定生長，擅長適應惡劣的環境以及陡峭的岩崖與峽谷地形，生長地的最高海拔可到1200公尺。

每種精油都有其特殊的能量取向，精油的能量取向決定其療效，植物的生長環境則孕育每種精油的特殊能量取向，特別是野生植物所萃取的精油，更能顯現此種精油的能量原貌。

據說乳香所生長地形與氣候越惡劣，香氣就更加濃郁。阿曼乳香（**from Boswellia sacra**）據說是全世界品質最好的乳香，葉門與索馬利亞生產的乳香，品質也是十分精良。

在阿曼南部山脈與沙漠交界處一處稱為**Nejd**的多霧地區，因為乳香樹在此生長極為緩慢，而生產出非常高品質的大塊的白色乳香脂，阿曼人與其他波斯灣地區的阿拉伯人都認為這地區的乳香遠優於非洲北部與東北部，更遠優於印度與亞洲地區的乳香。

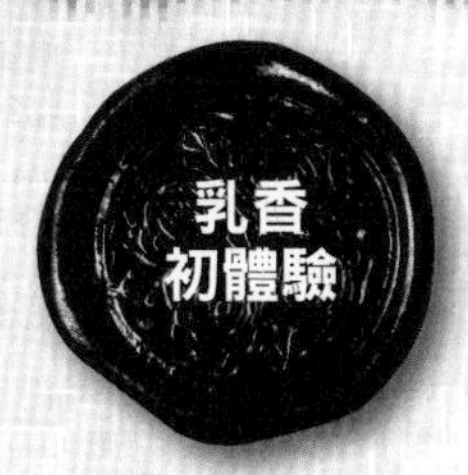

第一次解讀乳香時，我看見一個滿臉皺紋的老人的臉，當時我心裡出現一個念頭：這個臉在生氣！我馬上聽到祂說，「我不是生氣，只是老邁，我很老很老，像蒼天一樣老。」霎時，感覺到祂的愛與包容圍繞著我，覺得莫名地感動，祂對我顯現了無垠的能量，如同宇宙般的無限。

祂的教誨中透露，因為看盡世間一切而瞭然，祂有宇宙般無垠的胸懷，使用乳香可感覺到祂無私廣大的愛，而能覺得安全，祂讓人領悟即使全世界都遺棄了他，仍是有一個力量是愛他的，這個力量就是乳香的能量。

不同產地的乳香在能量取向上是有差異的。

解讀索馬利亞乳香，相對於其他乳香，我感覺到比較放外的能量，脊椎充滿氣感，呼吸變更深長，視覺亮起來，感覺整個身體都被包在一個粉紫色光體中，局部的寒氣被排出，祂給我的第一句話是，「給想報仇的人使用我，止息因受傷而生的憤怒！」祂的能量是先往下焦走。

解讀阿曼乳香時，心念即刻減少，像是被清掃過一樣，意念逐漸淨空，突然聽到我的胸口傳出哭聲，祂說：「我撫平你的傷口，掀起遮蓋，令其顯露出來而不需遮掩，讓我進入你的身體與心靈去修復所有損傷。」祂又說：「沉下來，靜下來，像沙漠的沉靜不變，我生於沙漠地帶，不變是我的基調，非常安靜才能面對單調不變的環境與氣候，孩子啊！千年不變的風沙是最好的老師，能教你不變的人生大智能。」

阿曼乳香說：祂吸取沙漠能量而非常緩慢地生長，緩慢生長的植物都有沉靜的特質，令人安靜而穩定，修得甚深智慧，展現成熟、優雅而美好。這可說是乳香的根本能量特質。

不同於索馬利亞乳香先向下處理下方氣輪，阿曼乳香的根本能量先停留在心輪，由心輪向外輻射，形成黃綠色的光體。

西印度乳香木的傳導速度較快，因為祂不是由脂類萃取，而是由乳香樹的木質萃取，所以保有乳香脂的特質與木質精油的速度與疏通功能，每次解讀乳香木都是先從小腹微痠開始，基本上祂先去腎經與膀胱經，也能形成光體，光體的顏色很特別，是紅綠變色的光體，罩在全身。

1.根本能量

乳香精油的根本能量在於平衡身心靈能量，以及給予力量。平衡後，就能恢復元氣，平衡的過程中也在進行修復，令不平衡者得到平衡。

也處理生死的議題，對於瀕臨死亡者，讓他不留遺恨，讓該留下的留下，讓該走的走，不滯留執著與遺憾。

祂的根本能量飄邈飄渺，又近又遠，使用乳香者，乳香在他身上無所不在，在內也在外，在上也在下，在表也在裡，以瀰漫的方式移動，像霧一樣包圍著人，滲透進身心靈中。介入心識中最脆弱的部分，如同把覆蓋於心能量上的烏雲抹去，令心思清明，使力量顯現，有力量去面對生命中的種種情境。

所有的乳香都可在人身上形成一個光體，與人體本身的光體重疊，去淨化人的光體，進而淨化身體，循行經絡並不是主要的作用。精油在人體形成光體也需要借助人本身的能量去擴散，乳香的光體以膻中的能量作為擴散的核心點。

乳香精油的真正根本能量並不是有目標性的，而只是呈現一種純然的狀態，一個祂本來如是的狀態，這與祂的生長地有密切關係。

乳香生長在艱難存活之土地，那是個不是你死就是我死的殘酷生存世界，所以乳香顯現出一種特殊的能量，黑暗不是黑暗，光明不是光明，「是」非「是」，「非」不是「非」，這是乳香所在土地的生存法則，也是乳香的本來如是狀態，此狀態中沒有善、惡、對、錯的相對法則，只有平等如是的流轉輪迴，只有一切現象來來去去的絕對法則。若是能體悟到乳香本來如是的能量，就能完全開悟，證得空性。

這是一個相對法則與絕對法則並存的世界，我們都彷彿活在兩個重疊的時空中，只是有些人知道有絕對法則的世界，有些人終其一生都不會發現有一個絕對法則的世界與他同時存在著。

若是體悟了乳香所示現的絕對法則能量，那只是開端而已。接著要能夠在相對法則與本來如是的絕對法則同時存在之間平衡自在地生活著，將此體悟展現在生命的表現上，更加開闊，無有限制，沒有罣礙，沒有忌妒，沒有競爭心，沒有計較心，如同沙漠中攀附在峭壁的乳香樹。

2.靈能量

所有的乳香精油都有僻陰的功能，能夠引導人穿越陰陽界，從陽界到陰界，避開惡靈，不受侵犯，達成任務。可以修復靈能場破損，加強結界防護。

嗅乳香精油、塗抹乳香精油或是喝乳香純露，可幫助進入深層自我，啟發靈性，凡是與靈能量開啟與促進有關的介面，乳香都能介入，藉著啟動靈能量，接上大宇宙能量，使生命力源源不絕地湧入，成為日常生活的行為與決定的後盾，更簡單的說，當靈能量完滿開啟就能成為有勇氣、有力量的人。

乳香最高級的靈能量功能並不是僻陰及結界，而是幫助人與更高的宇宙靈界互動，促進一個人產生一種無可比擬的自信，一種特殊的自我感，這是每個人都渴望的感覺，愛情熱中者從愛情中去得到這種自信，工作狂從工作中去得到這種自信，熱愛靈修者更是渴求此種狀態的自我感。

但是有些人所獲得的類似此狀態自我感是來自妄念、幻想與對上師的崇拜、依賴，並非真實與更高靈性產生連結，乳香可以促成此真正的連結。

因此通靈人使用乳香，能守正道而行，得永生不入魔道與陷溺於自我幻覺中，特別是因為無知而可能入魔入幻者，用乳香可避免此狀態，塗在膻中或頭部即可淨化自己的光體，也可增加通靈力。

乳香也是供養聖人的聖品，平凡之人使用乳香得以體驗到神聖，並且可以發現與滋長自我的神聖性。

乳香木，傳導速度較快，能夠串聯第一到第六氣輪，以柱狀向外輻射，能夠平衡靈能量。

3.心能量

在心能量上，乳香能夠消除心能量中的雜訊。人們經常因為難以止息的煩惱而擾亂了身心靈的訊息磁場，乳香能令混亂的心能量回到平衡狀態，因此在禪修中，心意紛亂而充滿強烈情緒時使用乳香，可以在瞬間讓心安靜下來，特別是使用野生阿曼乳香精油更可快速達到靜定狀態。

乳香精油也能補充心能量的耗弱與枯竭，為煩亂又耗竭的人提供一個依靠休止的內心位置，幫助紛擾的心，找到頭緒，理平紛亂而平靜。

乳香安慰傷心欲絕而失去求生意志的人，讓他重新燃起生存的火花，令人看見紛亂及苦難中的希望與方向，帶人走出困苦與絕望，所以乳香讓人不再絕望，令絕望中的人不喪失生命的鬥志，而能站起來拯救自己。憂鬱者，用乳香。腦中思考迴路阻塞，被自己的思考所束縛者，也用乳香。

索馬利亞乳香有一種特殊的心能量，祂能夠止息因受傷而生的憤怒，也能止息報復的心能量，索馬利亞乳香偏向處理容易下沉的憤怒情緒，可處理被壓抑的憤怒與累積很多憤怒沒有發作的人，幫助其排出憤怒，使得清氣順利上升，可以自由順暢地呼吸。

阿曼乳香除了令人平靜之外，也具有激勵功能，可用以激勵追求夢想者的能量。自我靈性提升的夢想以及非金錢追逐的夢想，都可用阿曼乳香去激發更多心能量，給他勇氣與源源不絕的力量，幫助他不因現實與恐懼而放棄夢想，即便在殘酷、迫害與看不見前景的困境中，也能保持實現夢想的念力與智慧，幫助此人能夠持續不懈地走在築夢的道路。

野生阿曼乳香上有一種特殊的心能量，能消除人內在連自己都難以覺察的醜陋、凶惡的慾望欲望。

每個人的內心都有黑暗面，在無意識間激發造惡作的欲望與言行，學校中的學生為何會無任何理由而集體去欺負某些同學？這就是人性中的黑暗面，明明就是個好媽媽，為何看到媳婦就變成惡婆婆？這種例子多到舉不完；人心中的黑暗面，每個人都有，常常不經意中在意識中驚鴻一瞥，或是被喬裝在藉口中，也容易在困境或是競爭中現出，或是勝利及得意洋洋時冒出頭來。這樣的黑暗之心，會在情緒一來時虐罵、傷害自己的孩子、家人，會去欺壓弱小的人、不相關的人，也會殘酷不仁地以看好戲的心不願意幫助需要幫助的人，這些黑暗的心能量，阿曼乳香都能夠消除，但是並不是用了幾次就馬上可消滅這黑暗的心能量，需要持續一段時間的使用，同時保持不間斷的自我覺察。

乳香木精油在心能量上能激發人的勇氣，同時也具備乳香脂精油的一般特質。

4.身能量

乳香精油可以在人體形成一個光體，也可說是霧狀氣場，這個霧狀氣場與人體本身的氣場重疊，同時覆蓋整個身體範圍，以此來調整全身的器官、經絡、骨骼等的失衡狀態，因此可以有止痛、消炎、收斂、止喘、止咳等作用。事實上這些療效都是平衡全身失調後的結果；如氣喘等，是長期全身性失調所引發的局部症狀，西醫只診斷出最末端的結果。但是，乳香以祂的平衡功而能處理這種失調，速度一定不會很快，因此處理急症，單方乳香不是首選。

不過，若是情緒性所引起的身體失衡，用乳香精油可以即刻得到很不錯的療效，如壓力與情緒引起的氣喘，恐懼、急怒與壓抑情緒而導致的心悸與換氣過度症候群等，都可用乳香精油緊急緩和症狀。

脂類精油多半不在身體經絡中循行，大多先停留在局部，以平衡的動能去深度處理症狀。平衡是乳香精油的主要功能，當平衡作用啟動時，也就著手進行疏通、清理、排出與補氣的動作。也因為乳香樹是生長在日照強烈的地區，蘊含大量陽能，因此也有強大的排除陰寒之氣的功能。

之前也曾經提過，野生索馬利亞乳香的能量偏向下沉，處理下焦的淤滯，所以可清理腎與腎經、膀胱與膀胱經的惡氣，位於此二經絡器官的惡氣，通常都是陰寒與虛燥之氣，索馬利亞乳香先進入脊椎，脊椎管控全身器官的生命訊息，乳香以祂的特殊能量去平衡脊椎的氣機，同時令身能量甦醒而振奮，之後再去其他地方調整失衡的能量。

野生阿曼乳香在身能量上與心能量一致，都是先聚在心，可用於補胃氣，除去胃之陰寒，尤其夜間若肝火上升，令脾胃更加虛弱而胃痛者，更需要用阿曼乳香以培補胃的陽氣；胃主消化，若是胃陽虛，就會使意志疲軟而消沉無力。此外，胃的陽氣不足，也就是胃氣虛，當相生相剋的經絡氣血產生變化時（木剋土），胃即刻受到牽動而不舒服，當乳香培補虛弱的胃氣時，也疏通肝火，也就可舒緩因肝火過旺而產生的睡眠失調。

乳香木精油疏通效能必然高過乳香脂精油，因此可以較快的速度排除身能量中淤積的陰寒氣，也能疏通淤積在大腦中的陰寒氣與抑鬱之氣，藉此排除大腦中的不良訊息及負面意識連結，令大腦的神經傳導穩定快速，對於憂鬱症者可有效給予幫助。

1.與自身的黑暗力量在拔河者可用乳香，令黑暗與光明之間得以平衡。

2.感覺無依，但是並非真正無依者。

3.令怨恨者，看清楚自已也必須負擔的責任，而不再因怪罪與怨恨他人。

4.憂鬱、躁鬱者，心煩亂無法停息者。

5.心傷而失去求生意志者。

6.安慰老者，瀕臨死亡者，讓他不害怕，願意接受生命的終點。

7.生重病的人，有勇氣面對病痛，不管是生，是死，都能面對，坦然以對。

8.一出世就生命垂危的嬰兒，給嬰兒努力求生存的力量與勇氣。

9.生命數字中9數有兩個以上者，靈數是9者，challenge中又有0者。

10.生命數字中缺7數者，增加思考力與清明判斷力。

配方原則

1.不需要與兩種以上的其他脂類精油合用。

2.盡量不要與茶樹精油、藍膠尤加利精油合用；盡量不要與高度激發情緒的精油合用（如綠茶精油）；盡量不要與瞬間令人有迷醉或興奮感的精油合用（伊蘭精油）；盡量不要與能量銳利的精油合用（leleshwa精油、鼠尾草精油），會阻礙乳香能量的運作。

3.可將野生索馬里亞乳香、野生阿曼乳香與野生西印度乳香木混合使用，所結合成的能量將呈現圓滿狀態。

4.可與木類精油，與針葉類精油合用，可促進乳香的療效。

1.索馬利亞乳香的氣味末端有飄渺的薄荷味，能量偏向下焦，相對比較外放、強勢。

2.阿曼乳香的氣味中有柑橘的香甜，能量偏向中焦，相對比較內斂，也有開朗、激勵的能量。

3.西印度乳香木的氣味末端有茴香味，結合木質與脂類精油的特質，可以疏通腦部的淤塞。

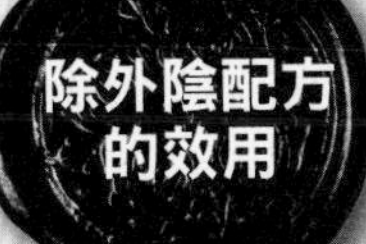

<除外陰精油>

使用者：

經常到磁場混亂不淨的地方，或是對磁場敏感，到磁場不淨的地方就會渾身不舒服的人，經常接觸磁場不好的人，或是從事與他人身體有親密接觸的工作（做臉、按摩、護理等）。

配方：

索馬利亞乳香、阿曼乳香、乳香木等。

主要功效：

去除侵入身心靈的陰氣，定心，保護心神，令不受不淨磁場擾亂心神，修補靈能場，結界。

使用時可能會有的身體反應：

從毛孔排放陰氣，噴嚏，咳嗽，放屁，拉肚子。

使用說明：

需要時使用，每次10到12滴或更多。從肋骨中心線（以鎖骨中間為起始）往一下塗到恥骨上方，印堂，整條脊椎。若有其他很不舒服的地方加強塗那位置，塗完之後10分鐘可刮痧，輕刮之後看見紅點出後再刮幾次就可，之後再塗一次精油。

禁忌：無。

除外陰配方是我最早做出的處理靈界干擾的精油，主要成分是乳香，以及幾種熱性、強勢、有快速淨化靈場功能的精油，以輔助乳香。

乳香能夠穩定心能量，除外陰配方第一功能不是結界，而是定心。

靈能場的穩定度是受到心能量的牽引。當遭遇靈界干擾時，最重要的不是攻擊，也不是結界，而是先收斂自己的意志與能量，維持鎮定，千萬不要恐懼，一旦恐懼、驚惶、怯弱，身心靈能量就會更加散失，此時使用除外陰配方可以幫助增加心能量的穩定度與收攝能量，同時開始專注於自己每一個氣輪的啟動，將每個氣輪的能量內聚，以守住自己的靈能場。若是靈能場已經被破壞與侵入，就表示你的能量已經開始被外靈破壞與吸收，更必須先守住自己的力量，保護自己的靈能場，才可能排除外靈的入侵。

有些人天生體質敏感，或是其他原因經常感應到靈界干擾而變成終日心惶惶然，無時無刻不在害怕擔憂著，最後變成疑神疑鬼如驚弓之鳥，彷彿得了歇斯底里症，在日常生活中變得身心緊縮、自我設限，如同把自己關在籠子裡一樣，或是情緒陰沉又起伏不定，嚴重影響人際關係、工作與身體健康。為了解決問題，輪番尋找高人幫忙抓鬼、封天眼、封頂輪等等，但是靈界干擾依舊不斷發生，使得此人花了很多銀子與時間，被騙過無數次後，變成自我封閉，甚是精神狀態已經有些異常。

在此我以過去多年來無數次被靈界騷擾乃至被攻擊的經驗，給這些朋友誠摯地建議：遇到靈界干擾時，因為它們在暗，我們在明，你一定會害怕，但是你一定要讓自己不害怕，告訴自己不需要懼怕它們，也不需要非得要去討好或是替它們做什麼功德（燒紙錢、念經等等），這樣的觀念有時反而會助長它的能量，讓這些靈食髓知味而賴著不走。除非你與它有宿世恩怨，才需要做功德或是超渡它們（是不是有宿世恩怨，請找品格端正，並真正有道行的通靈者問清楚）。當你害怕慌亂，就會在缺乏頭緒的當下胡亂處理，常常浪費了你的能量，又讓那些靈更加得意。

若是你去了不乾淨的場所，住到不乾淨的房間，或是遇到不乾淨的人，或是有人惡意下降頭、符咒在你身上，而使你受到靈界侵擾，這些大多不是宿世恩怨，你大可以勇敢斥責並驅逐它們遠離你的靈場，一點都不需要對它們客氣，根本不需要害怕，因為它侵入你的靈能場，甚至住到你身上，都是違反靈界律法的，領有天職的執行者（我以前的靈修老師楊瑞宗老師就是）可以緝捕這些隨便擾亂眾生的靈，令它們受到應有的處分。你也可以自己去請求居住地的土地公或是關聖帝君替你處理。

另外，經常遭遇靈界干擾者，長期下來會有很多自我設限的行為與思維，不敢禪修，不敢練氣功，不敢修練氣輪等等，這樣下來只會讓自己的靈能場越來越虛弱。那些有特殊功能的高手不可能永遠都在你身邊保護你，你常常依靠這些高手與一些石頭、符咒、能量商品等等的保護物品，也是很花錢。這些保護物品一開始都會有效，但是一段時間之後就會變得似乎無效；這些外物若都是純正的正能量物質，也只能在最虛弱時輔助你而已，更何況有些號稱可以避邪驅魔之物甚至就是邪魔所附之物。

你最需要做的是努力修煉自己的靈能場，讓你的靈能場變更強，就不怕靈界干擾。十年多前我經常見鬼，被鬼打到身心靈遍是創傷，楊老師告訴我，你只有一條路可以走，就是讓自己所擁有的能量變得更強，若是你永遠很弱，就只能一輩子被它們欺負。

以十多年修行經驗的體悟，我認為天生體質敏感者，必須要認清這一宿命，就是你只能不斷持續地精進自己的身心靈能量，莊嚴持守自身宗教的戒律，毫不懈怠地修煉自己的法身慧命，這是「宿命」，是我們這種人的宿命，並不是「天命」。

不能說有通靈體質者就有天命。說自己有天命者，是對宇宙之無垠巨大非常無知，且因缺乏真正的自信而產生超強我慢。更白話一點說，宣稱自己有天命者，根本就是在自己臉上貼金的妄想狂。

我認為基本上是沒有天命這回事，通靈體質者與從事靈療者只擁有自己的業力與願力，若發願以此能力渡眾助人，這是其願力，並非天命。

容易被靈界干擾，與曾經被靈界上身或是寄宿者，可以在定性不足時期，先睜眼靜坐，靜坐時聽著真正修行者所持的佛號或是咒語，將心之所緣繫在佛號或是咒語上（一些沒修持的歌星唱的佛號咒語，不可在靜坐時聽，那些聲音都充滿欲念，會讓心更加渙散迷亂）。平常走路、坐車、不需工作、不須與人互動時，默默將意念繫在佛號或是咒語，藉此收攝意念而不渙散（意念渙散者也容易招致靈界入侵），讓自己的身心靈能量與佛菩薩相連結。

千萬記住，當恐懼充滿著身心靈，你的能量就會迅速流失。若是一直帶著恐懼與自我設限來面對此遭遇，只會讓自己更虛弱；你若是更加虛弱，就更容易被靈界干擾，形成惡性循環。

因此，你必須理智地去思考，侵入你的不過是連身體都沒有的靈，它覬覦有身體的你，也因為充滿執著、慾念與迷惑，這些靈才沒有辦法去正常投胎或是去它該去的世界修行，你身為一個具有難得之人身的活人，根本不必懼怕它們。

一定要透過持續地精進修持讓自己的定性增加而不害怕、不煩躁，用除外陰配方可以給你很好的協助。之前已經提過，乳香可以定心，同時賦予你能量，修復你的靈能場，加強你的靈能場，因為靈界之氣屬陰寒，配方中的其他精油可以增加你的熱能，同時迅速淨化污染的靈能場。

乳香精油在情緒上有強大的撫慰力量，生命數字9數多者，尤其是靈數是9數者，經常都是付出最多，卻回收最少的人，因此常有心傷，心輪中累積大量的疲累、憂傷、寂寞、孤單、發不出的憤怒與缺乏依靠的感覺，工作坊中若是有靈數9者，用了balance 9精油之後進行冥想，他們的眼淚都會不自主地流個不停，冥想結束後，胸口的壓迫感與緊縮感消失的大半，呼吸變深，整個人都放鬆了。

乳香精油在身心靈，都給予人們無限的慈悲協助。

白松香 *Galbanum*

精油名／白松香（英文名：Galbanum）

學名／*Ferula galbaniflua*

科別／繖形科 Apiaceae

分布／原生於中東和西亞；生長於伊朗、土耳其、阿富汗和黎巴嫩。通常是在歐洲或美國進行蒸餾。

萃取部位及方法／從枝幹或是根部萃取，油性樹脂或樹膠，水蒸餾或蒸氣蒸餾。

【主治】

1.白松香精油的教導：可以處理心胸痛、悶。高血壓與心臟病急症時緊急使用。垂死者使用，可延長數天壽命。可療癒因壓力與情傷而心悸者。除去累世的冤氣。補充體力，增加純陽之正能量，排除因缺氧而停滯在身體內的二氧化碳，通胃、健脾、養心氣、健心肺。可處理外傷，止血凝血。在乾熱缺水的環境中食用可防脫水、中暑。

2.本草綱目與其他中醫典籍中的松香並不是Galbanum，而是松樹所流出的松節油所蒸餾所得之松脂。Galbanum不是松科，而是與阿魏有親戚關係的繖形科植物。

3.其他資料：主要作用在於止痛、抗發炎、抗菌、防腐、抗痙攣、催情、鎮靜、驅風、幫助傷口癒合、助消化、利尿、通經、祛痰、降血壓、滋補。在皮膚上可治療膿瘡、粉刺、癬、切割傷、療癒疤痕組織、發炎，以及調理問題肌膚、成熟型肌膚、皺紋、創傷等。可處理運動後的肌肉疼痛與風濕症。可抗感染與抗痙攣。久咳不癒、氣喘、支氣管炎、鼻黏膜炎也有療效。處理腸胃問題，如痙攣、脹氣、消化與吸收障礙。處理壓力與情緒緊張、恐慌症、幽閉恐懼症。

【氣味】

如下過大雨後，土地樹木草紓解了氣息的氣味，淡淡的香，淡淡的甜，穩穩的、靜靜的氣味。

【禁忌】

精油安全性：白松香精油無毒性，無刺激性，無致敏性。

歷史典故

白松香是古波斯地區的古老薰香與藥物，特別在印度與阿富汗地區，但是目前主要的膠脂來源是伊朗北部山區，大多數的白松香都是野生。

穆斯林認為焚燒白松香可以幫助達到深度冥思的境界，《聖經》中也明示白松香是具有神秘力量的聖物，在《聖經》中被列為神聖香料，只用來崇拜主與驅魔之用，在《出埃及記》中記載白松香可用來警示不願意悔改的罪人，使用白松香等神聖薰香必須遵循特定的儀式，通常避免用白松香在逸樂之途上。

埃及人以白松香、沒藥與乳香作為屍體的防腐劑，亦是香水成份之一。

白松香是古老的藥物之一，西方醫學之父希波克拉底將白松香入藥。古代的自然學家Pliny the Elder將白松香描述成具有卓越療效的藥用植物，但是目前極少做為藥用。

整株的白松香，可見乳白色汁液從老幹的分枝中滲出，若是砍斷枝幹，汁液從砍斷處滲出且變硬，也會從根部的切口中滲出。從根部滲出的汁液能快速凝固形成淚滴狀的白松香膠脂，最頂級的膠脂是外部偏白，大如榛果，弄開之後可見到清澈的純白淚滴狀膠脂，氣味帶苦酸。Pliny the Elder 稱水蒸餾所得的精油為「bubonion」，乾蒸餾所的精油富含天藍油烴，呈現美麗的藍色。

白松香初體驗

第一次解讀白松香，接收到祂特有的無量無邊大能，只有少數幾種神聖精油可呈現出此類規格的能量，只是嗅著就激發我自然流洩出悲憫慈愛眾生的情緒，之後思緒自發的想到幾個我認識的通靈人以及被靈界上過身或是寄宿過的人，然後一陣咳嗽，把濁氣咳出來，胃抽了一下，身體小哆嗦了一下。

祂說：「我可除去累世遺留下來的冤氣。」又說：「冤氣是最難消的情感之一。」白松香並不是直接去消除冤氣，而是介入使用者的思考，促使釋放出原諒的情緒，去消除自身的冤氣。懷抱冤氣者覺得自己是弱小的、是被欺的，而心生不平與怨恨，若是能以更高、更大的能量重新站在這件事情與這個人之前，看到的與感受到的將會不同。但是這種更高、更大的心態並不是意味著高傲的姿態，而是拉開因怨恨而模糊的距離與視野，以一種更平等、更全觀的價值觀來評斷這一切，不自我矮化，也不故做傲慢，一旦自我矮化就會有受害者情結，容易產生冤氣。

所以白松香可以讓人生出大器的情感與思考狀態，以此平撫冤氣。

第二次解讀，全身冒出細細的汗，胃中心出現一個圓形的氣團，慢慢變

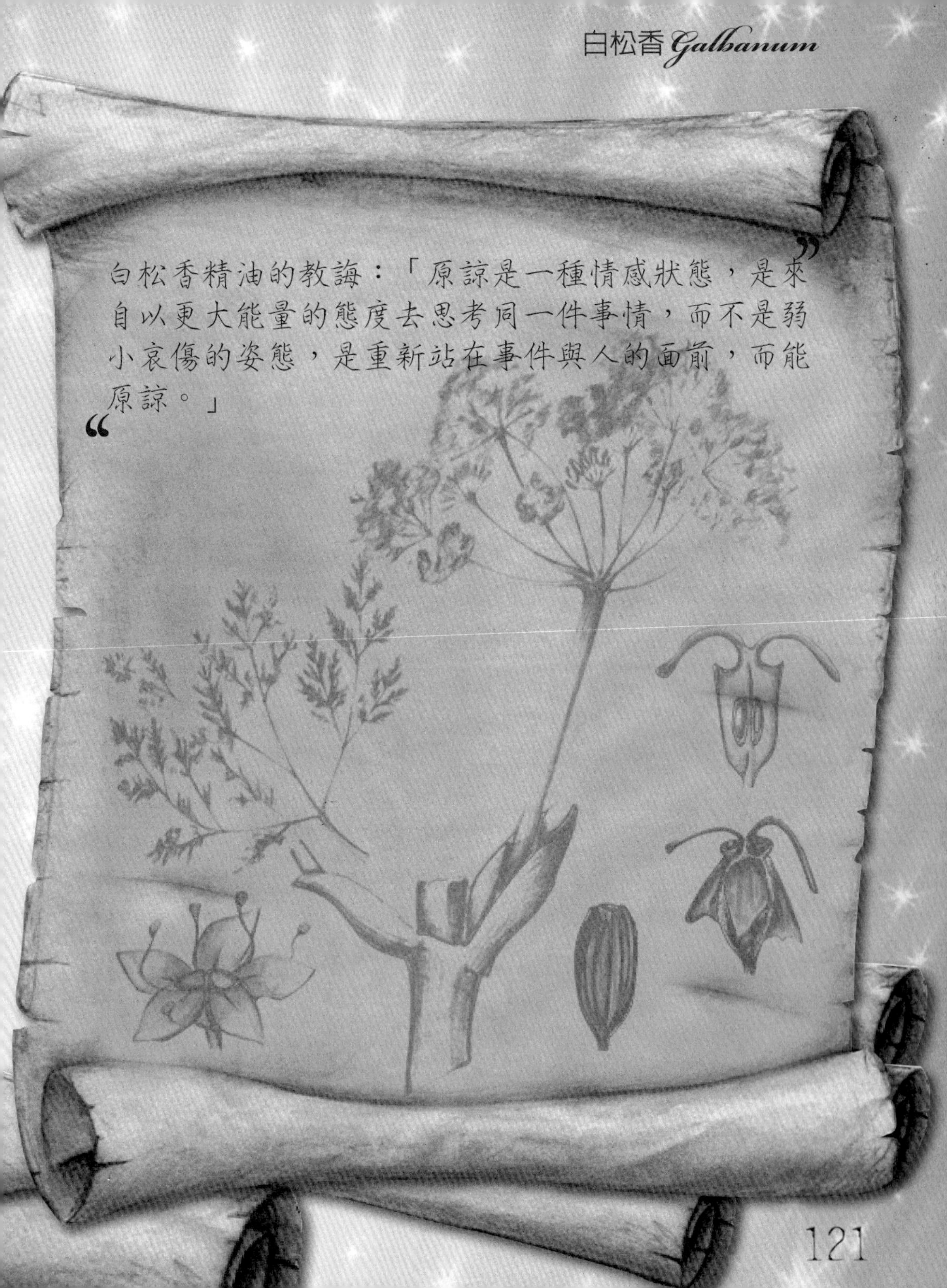

"白松香精油的教誨：「原諒是一種情感狀態，是來自以更大能量的態度去思考同一件事情，而不是弱小哀傷的姿態，是重新站在事件與人的面前，而能原諒。」"

大，逐漸上移，通過胸腔，經過喉嚨時，打了一個哆嗦，氣聚腳底，腳底發癢，覺得有氣洩出。白松香此次一開始所教導的是，祂可給予使用者純陽之能量，增加正能量，祂促使負能量往下排除，正能量往上移動。

第三次解讀，氣依舊是上行，不是線狀，而是從心輪中向外散開，心輪偏下方中出現黃色光球，向外放射黃光，光球沒有轉動，是靜止的，上半身皮膚散出細細的寒氣。

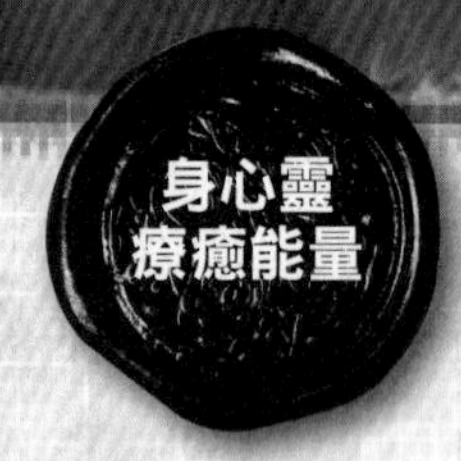

1.根本能量

白松香精油說，祂是一種如中東地區的伊朗人一樣的植物（想像一下伊朗人的民族性與國族運命），大多產於中東地區伊朗、伊拉克山區，生長於少水、多日照之土地，外觀如木似草。白松香生長於嶙峋之地，無物無山能遮蔽陽光，鎮日受日曬，耐旱，一年只有稀少雨水，根可儲水，如雜草般艱辛卻有活力地活著，因此白松香精油可展現出巨大的生存力。

白松香是神賜給沙漠中苦難子民的禮物，治其百病，給予在夾縫中生存者最佳的鼓舞，激發人的最深層智能，幫助發揮出所有潛能，而成為無法被擊倒的人，這是白松香精油的根本能量。

白松香的第一個根本能量是，給予力量，當一個人的力量用盡時，使用白松香，嗅、塗、吃都可以，強力支持他。

白松香精油的第二個根本能量是為人補充正能量之後，進而激發出本就存在於此人身心靈內的所有力量，甚至激發出過去未曾出現的力量，幫助人可在惡劣情境中生存下來，而且是以活躍的姿態生存著。

白松香的美麗花束晒乾可做作藥及茶，自古以來當地人用來補充體力，使其耐乾熱、不中暑脫水；通常只食用花與種子，不食也不採收整株植物，成長至10年以上始可採膠，煉成脂塊。膠如粒狀，給垂死者用，可延長幾天壽命，嚴重刀傷、外傷，研成粉末敷塗傷口，可止血、凝血，是一般百姓家中必備良藥。

若是食用白松香，不需太多食物與水，也可生存下來，因為祂可調節生存機制，包括從意念生出的需求，以及身體上的需求，都可降至最低。白松香精油說，事實上，人類只需要少量的食物與水就可存活，其餘的需求只是人類因欲念而生出的需要而已。

因此白松香第三個根本能量是，令人回到生存的基本面。祂說，當人能夠回歸到生存基本面，自然就會減少惡作及惡念。

2.靈能量

白松香精油說，白松香是神的植物，可幫助人增加靈視力，以及對神聖能量的覺知與覺悟，祂可幫助人得到神的啟示與恩典。

除了與上界聯繫之外，也可幫助與下界聯繫，可幫助與幽冥界通靈，與死去親人溝通，通靈者使用白松香精油可增加靈力與靈視，也能保護通靈人，使他不受惡靈所擾與傷害。

3.心能量

白松香精油能夠打開心能量上的局限。當心能量有局限，使人心器量狹小，容易累積冤氣，因此打開心能量的器量，就可以讓自己從滿腹冤氣中解套。

冤氣如一頭猛獸，一頭自以為有正當性去攻擊別人的猛獸，要人償還對他的虧欠，白松香精油能夠停止此冤氣猛獸的作為。冤氣是委屈、憤怒、悲傷、不甘心、不滿足、自憐的綜合狀態，再加上強烈的不公平意識，是人與人的不平衡關係衍生的結果。

白松香精油可以洗淨冤氣，以什麼來洗淨？以祂的大能，以如神之大能賦予使用者，去消融心能量中累積的冤氣，不必刻意去原諒，冤氣因心器量增長而消融，而後一切了無罣礙，最後瞭悟了神的恩典從未離開過自己，以全然開闊的心能量自在悠遊於生活世界中。

4.身能量

在身能量上，白松香精油能夠補充體力，幫助人在乾熱氣候中不中暑、脫水。

也可處理心輪所屬的身能量，心胸悶、痛，心臟病、高血壓急症者可在緊急時使用。

情緒問題引起的身能量失調可使用白松香。因壓力及情感傷害而心悸者，被巨大傷害而身體不適者，可緊急處理重大情感打擊對身能量的傷害，身心的舊傷與新傷遍滿的人，使用白松香精油幫助身體渡過艱困，效果並不會輸給鎮定劑或抗憂鬱藥物。

基本上在身能量的氣能上，白松香能夠增加純陽正能，排出身體內囤積的CO_2，先走在胃經，疏通胃經後，可強健脾經與脾臟，以健脾而養心氣，最終的目標在心肺所在的心輪。

適合使用白松香者

1.身心靈充滿冤氣者。

2.遭受重大創傷，或是身心的新舊傷遍佈以至於生命力耗盡而無力生存者。

3.有實質條件，卻無法發揮潛力與能力者。

4.並非心力耗盡，卻無法振作者。

5.已經跌落在谷底而想東山再起而成功者。

6.處理心輪所屬的身體部位有所損傷或是慢性病者，心悸、胸悶痛、心臟問題等。

7.受到重大情感打擊而憂鬱、沮喪者。

8.因飲食不良與缺乏運動而二氧化碳過多導致身體缺氧者。

配方原則

1.有鎮定安撫能量的精油可以與白松香合用。

2.根本能量或是功能與白松香衝突的精油不適合一起配方。

3.太過強勢或是銳利的精油盡量不要合用，如牛膝草等。

4.可催情或是激發欲望的精油不適合與白松香合用，如依蘭依蘭。

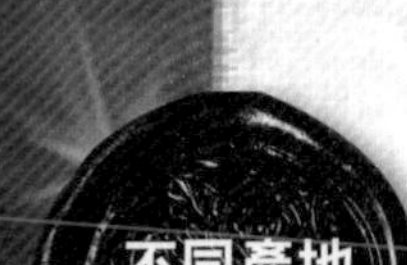

OMaroma目前只有收到產自伊朗的白松香精油。

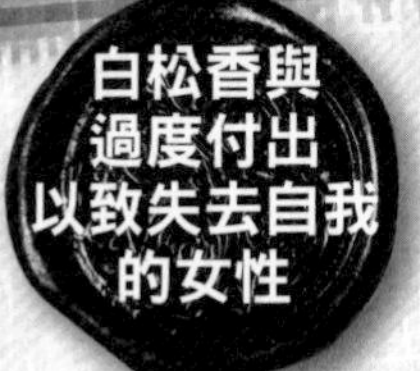

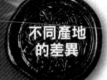

生命數字的6數能量是類似於女性服務性角色的能量，最近看韓劇＜情迷貝多芬＞，劇中一位家庭主婦叫作鄭熙蓮，就是很典型的充滿冤氣的6數。

鄭熙蓮是音樂大學畢業生，主修大提琴，婚後照顧生病癱瘓的婆婆十年，還得照料孩子、先生的各種生活需求，但是她心中依舊渴望演奏大提琴，希望可以為自己做些事情，有自己的時間去做自己喜歡的事情，也就是拉大提琴。

熙蓮瞞騙先生說她去聖堂服侍，其實每天晚上都去練琴，練琴之前必須先煮好晚飯，練琴尚未結束就要快點回家煮宵夜給先生、孩子吃。

一邊練琴，心裡一邊忐忑不安地愧疚著，某天熙蓮被指揮辱罵是一陀大便，於是決定不再參加交響樂團。回家後跟先生孩子在餐桌上說，「我很抱歉這些日子晚上都不在家，疏於照顧你們，給你們添麻煩了，真的很抱歉！」結果，兩個快20歲的孩子一邊吃東西一邊漫不經心地說，「你晚上有出去嗎？……」

熙蓮的眼神滲透出失望，老公用粗魯的口氣說，「你不在嗎？那昨天睡在房間的人是誰？」女兒說：「是我啦，我覺得很溫暖就鑽進媽媽的棉被……」，老公用很不耐煩又不在乎的口氣說，「尺寸是有小一點……女人家晚上跑出去像什麼話！」一邊夾著魚肉，結果夾不太起來，他就大聲斥責熙蓮，「這魚怎麼夾不起來，你這女人怎麼了，還不快夾給我！」熙蓮慌慌張張快點幫先生服務，才夾好於給他，先生又大聲罵熙蓮，「你這女人，飯煮這麼硬，去買葵菜回來煮葵菜飯……叱，不吃了……」就用很粗魯無禮的態度離開餐桌。

下一場戲，熙蓮到市場上買葵菜，菜市場的大嬸忙著招呼別人，不太理會熙蓮，熙蓮問她：「有葵菜嗎？」老闆娘隨便說沒有，馬上又跟別人說話，熙蓮臉上有些不悅，此時她看到菜攤上有葵菜，情緒馬上按耐不住，很激動地說：「明明就有葵菜，你為何說沒有？雖然葵菜很不起眼，很普通，你也不可以看不起他…….」說著說著就哭了，轉身離開。

隔了幾集，演到熙蓮還是很想回去演奏，卻被先生發現她用婆婆留下來的遺產買大提琴而震怒，動手打熙蓮。熙蓮哭著跑出去，喝醉酒跑去找她的姪子拿她寄放的大提琴，遇到罵她是一陀大便的指揮家，醉酒的熙蓮豁出去了，要姜指揮叫她姐姐，不可以叫她大嬸，叫姜指揮聽她拉琴，哭著說：「這幾十年都為了別人而活，我很想為自己做點事情，拉大提琴是我想要做的事情……，你說我是一陀大便……，家裡的人當我是空氣……，先生不認為我有資格作我自己想做的事情……先生只會罵我，你這個女人真是笨……」，熙蓮哭著說:，「你們每個人都可以做自己想做的事情，為什麼只有我不可以……。」

熙蓮就是冤氣滿到氾濫的**6**數典型。**6** 數一定是用行動來付出的人，很關照他人的需求，擅長社交應酬，處世圓融，禮數周到，不說不好聽的實話，容易說好聽的謊話，有意見也不說明白，因為不喜歡有衝突，擅長扮演和事佬的角色。一定照顧與關心別人而忽略自己，鞠躬盡瘁，死而後已。

所以6數多者，一個如空氣般存在的過度勞動者，做到死也乏人感謝，被當作免費的奴隸，身邊養出一堆茶來伸手飯來張口的懶蟲。1數少於兩個的6數人個性內斂，總是默默付出，1數超過三個的6數者，個性比較積極且雞婆，自覺是關愛，但是看起來像是掌控與批評，造成旁人極大的壓力，這樣的媽媽可能養出懦弱無能又自我壓抑的孩子，或讓孩子變得非常叛逆不馴。

不管是多1或少1的6數，幾乎都會累積冤氣，而白松香專治冤氣，應該多數更年期女性都需要使用白松香來消解冤氣，好讓她們不帶著滿胸滿腸的冤氣活到踏進棺材裡。

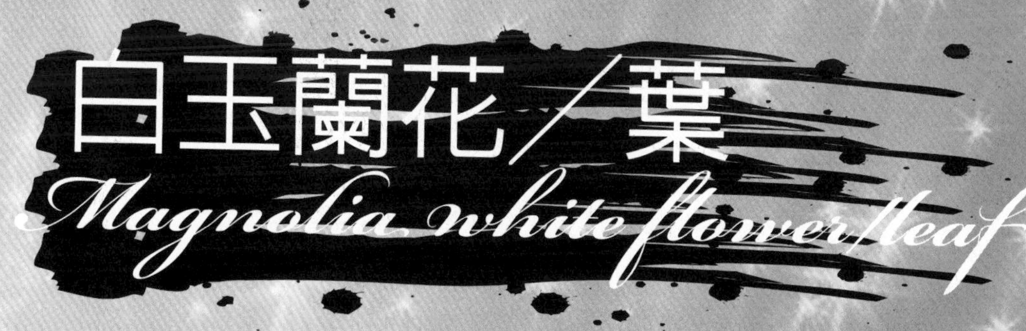

白玉蘭花／葉

Magnolia white flower/leaf

學名／Michelia alba

科別／木蘭科Magnoliaceae

分布／主要產生中國、台灣。

萃取部位及方法／花與葉，蒸氣蒸餾。

【主治】

1.玉蘭花與玉蘭葉精油的教導：僻陰能、打散久年的病氣，清淨與強化身體內外的磁場，排除身體內所有毒素，活化松果體、腦下垂體與胼胝體，消除業力殘影。

2.《本草綱目》的記載：本草中沒有記載玉蘭花的功效，但是歸於木部中的厚朴，也是木蘭科植物，花與葉都類似現今的玉蘭樹。本草所記載的主治是使用樹皮，非花與葉。主要療效在於溫中益氣，去留熱心煩，消痰下氣，主肺氣脹滿、膨而喘咳。治療中風傷寒，去頭痛、寒熱、驚悸。消氣血痹，明耳目，調關節，治積年冷氣，泄膀胱與五臟一切惡氣，療霍亂及腹痛脹滿，治胃中冷逆、胸中嘔不止、腹內雷鳴虛吼、宿食不消、去結水、破宿血、化水谷、止吐酸水，大溫胃氣，厚腸胃，殺腸中蟲。治冷病，主病人虛而尿白。止婦人產前產後腹臟不安。

3.其他資料：止咳化痰，散胸中之鬱氣，散體內之暑熱，抑制細菌生長，據說對白色念珠球菌、金黃色葡萄球菌及許多致病性真菌皆有抑制作用。可治療鼻塞、支氣管炎、頭痛，解中暑，脾虛濕盛型白帶，減輕肌肉筋骨疼痛。皮膚方面，可促進皮膚新陳代謝，潔淨皮膚，延緩老化，改善油性膚質。可止癢，對皮膚病、疥癬、濕疹有幫助。

【氣味】

白玉蘭花精油有濃郁的花香，香氣比實際的玉蘭花香更加濃郁持久。白玉蘭葉的氣味就像白玉蘭花精油混合了巴拉圭苦橙葉精油，花香的濃膩感減少，多了醒腦的激勵感。

【禁忌】

白蘭花與白玉蘭葉精油無毒性，無刺激性，無致敏性，孕婦小心使用。

歷史典故

白玉蘭花是台灣人非常熟悉的花，平常拿來掛在皮包上、車子裡，也拿來供佛供神。玉蘭花別名：玉蘭、木筆、望春花、迎春花、木花樹、銀厚朴、玉棠春、木蘭花，但是大部分人都稱玉蘭花。黃玉蘭花與白玉蘭花外觀一樣，差異在花瓣顏色與香氣。

屬於木蘭科下的木蘭屬就有210種開花樹木，因此品種繁多。玉蘭樹主要生長於亞洲東部與東南部，其次產於北美東部與中美洲、西印度，某些品種產於南美洲，屬常綠中喬木。在馬來西亞砂嶗越州古晉市的北市區，有條馬路兩側種滿長排的玉蘭樹，據說是已經做了幾十年都不下台的州首長的愛妻最愛玉蘭花之故。

植物學家發現，玉蘭花屬於原始植物，它的雄蕊及雌蕊數目均為多數，雌

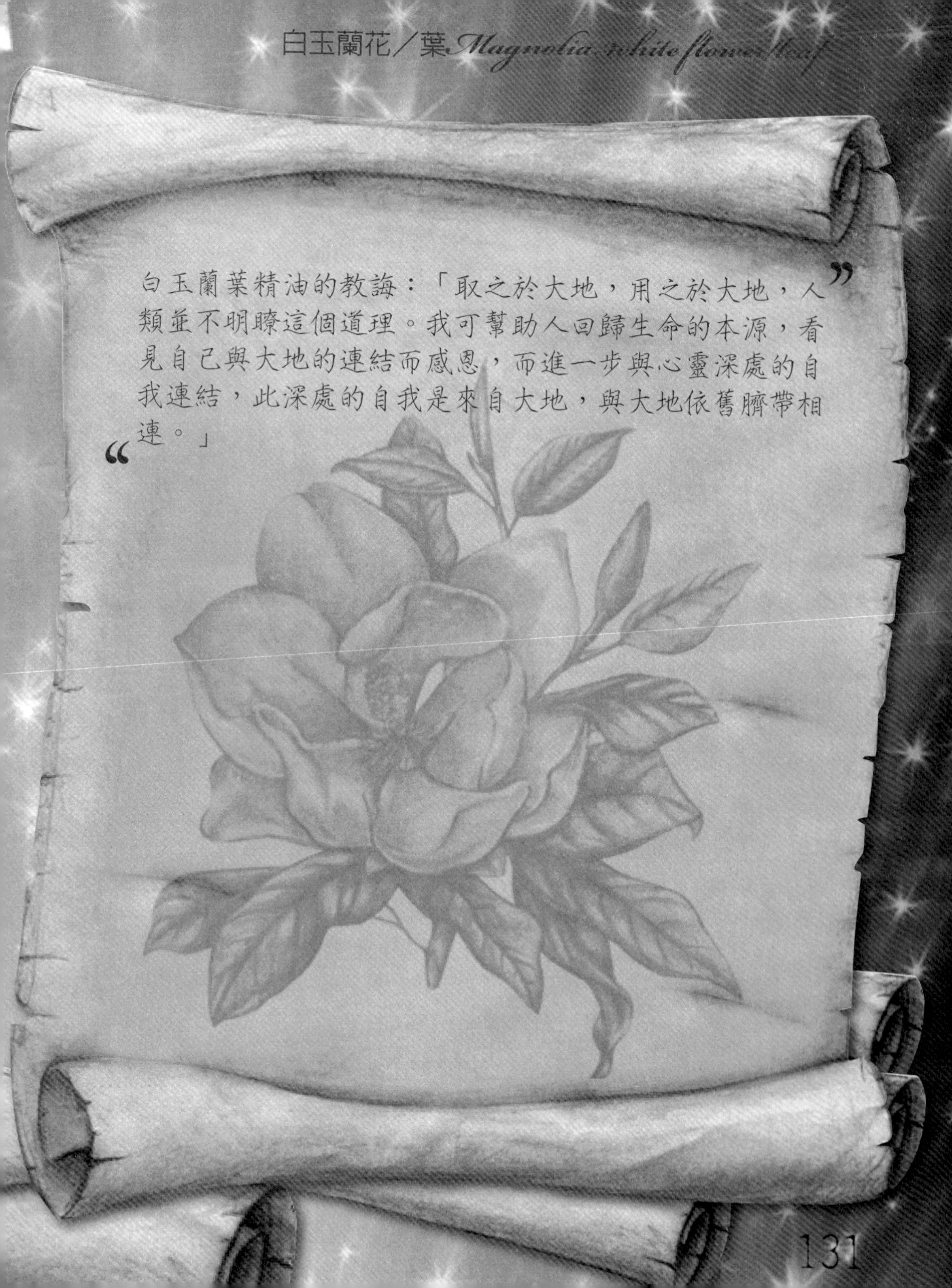

白玉蘭葉精油的教誨：「取之於大地，用之於大地，人類並不明瞭這個道理。我可幫助人回歸生命的本源，看見自己與大地的連結而感恩，而進一步與心靈深處的自我連結，此深處的自我是來自大地，與大地依舊臍帶相連。」

蕊呈螺旋狀排列，雄蕊則圍繞在雌蕊下方，這是原始植物的象徵，在蜜蜂出現之前即存在，因此是由甲蟲授粉。根據出土的化石，木蘭屬植物可追溯到兩億年前，木蘭科植物更可追溯到九億五千萬年前。所以玉蘭樹可說是「活化石」的植物，曾經經歷很多次地質變遷而能存活至今，包括冰河時期、山脈形成與陸塊漂移。

根據資料，中國在1083年已經將玉蘭樹入藥。《本草綱目》並沒有記載使用玉蘭花與葉入藥，但是木部的厚朴可能是木蘭屬植物，李時珍說：「朴樹膚白肉紫，五、六月開細花，結實如冬青子，生青熟赤，有核。」但是本草中又說：朴樹乃開紅花。無法確定厚朴是玉蘭，僅舉列供作參考。

白玉蘭初體驗

第一次解讀白玉蘭花精油，前一天剛好我先生出差回家，從飯店帶了幾個靈回家，所以前夜我睡得並不好，早上起床後肩背不太舒服，有卡住的感覺。當我一嗅白玉蘭花精油，就看到一張不好看的男性臉，祂的能量馬上去背後，也去印堂，後背的能量往前通到心輪，擴張開來，整個人打一個哆嗦，濁氣從肩膀排除，整個人放鬆下來，能量往頭上走，通過太陽穴，呼吸加深，眼睛發酸，能量聚在神庭穴，寒氣持續從頭部排除。

祂說的第一句話是：「我僻陰能，僻是打出來的意思，不疏通，直接就地打出，令浮出表面後散去，處理卡在身體內的陰能，也處理卡在意識中的陰能。」

第二次解讀時，我並沒有靈界干擾問題，塗在手心搓熱後，氣走在任脈，之後尾椎也有氣感，感覺上祂在任督二脈循行。

第三次解讀，延續第一次教導中有關松果體的功能，所以一開始就進到腦內中心偏後約一吋，能量向下穿過喉嚨，到達膻中穴，膻中能量變強，向下釋放能量，能量卻沒有直接向下走，如同觀想心輪滴下甘露一般，膻中能量與海底輪、臍輪的能量遙遙相應，卻不相連，之後有寒氣從膻中穴打出來。過幾分鐘，寒氣細細地從手臂排出，此時能量主要停佇的位置在後腦內部與後頸椎。關於業力殘影的消除是此次解讀的主要內容。

第一次解讀白玉蘭葉精油時正遭遇一個身上有降頭的古晉學員雙重騷擾，此人背後的降頭以及此人扭曲心識的騷擾。白玉蘭葉精油一開始就幫我清除這些磁場干擾，外來強力侵入的渾濁磁場都往下從腳底排出。祂說：「清淨而已，所有的人身，從裡到外清淨。」

第二次解讀，能量在橫隔膜上，腦部兩側耳朵上方有能量停佇，身體放鬆而溫熱，注意力無法集中，很想睡覺，睡了十分鐘，睡中看到很多過去的畫面，都是一閃而過，醒來都想不起來看到什麼，但是腦清目明，祂說那些都是業力殘影，業力已經消除，但是殘影依舊在，祂可很快速地消除這些殘影。

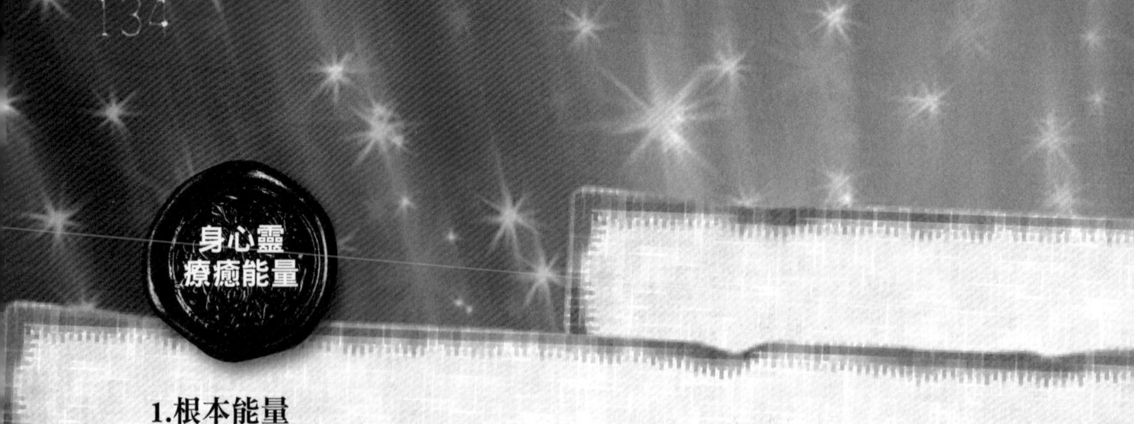

1.根本能量

白玉蘭花精油的最根本能量就是僻陰，打出陰氣、久年病氣等負能量，並不疏通，直接就地擊碎，令其散出體表。不同精油對於陰氣等負能量的排除方式並不相同，各自有各自路徑與模式。白玉蘭花精油不僅處理卡在身體的陰能，也處理卡在意識中的陰能。

白玉蘭花葉精油的根本能量是先清淨外圍磁場，修補破損，接著逐漸往裡面推進，進入身體的磁場，最後停在膻中及眉輪，若無外靈侵擾的話，全部淨化過程約30分鐘。

兩種精油合用，可以同時僻外陰與內陰，以增加靈場的強度，來鞏固防護罩。

2.靈能量

黃白玉蘭都是不動尊明王的使者，受到不動尊明王的指揮，因為玉蘭樹是來自不動尊明王國土之樹木，生長在祂的國土之植物即能成為不動尊明王的使者，每一片玉蘭葉、每朵玉蘭花，都是不動尊明王之手；因此，能除盡一切蓋障是玉蘭花與葉的根本能量，也是靈能量顯現。

玉蘭葉精油說，不動尊明王是一切宇宙的顯現，也是宇宙中之執行力的顯現，祂是大日如來的教令輪身，意為一切法教之具體執行之顯現。

不動尊明王身後火焰的起火點，是玉蘭花的能量，從大椎往內透。當我第三次解讀白玉蘭花精油時，祂的能量最後就停佇在大椎穴周圍，為我開啟並強化起火點，幫助原本的火焰更加熾烈，消除了起火點週遭的障礙，也就是我的業力殘影。

身體內的業力殘存會影響到所化之火燄，當祂教導此段落時，我的腦後內部一直到頭頂都有強烈刺麻氣感，膻中穴與腋下的極泉穴有寒氣打出，頸肩交界的彎處也有氣泄出。

所謂能除一切蓋障的根本能量，主要作用在消除業力的殘影。

何謂業力？也從兩個角度解釋，一是指過去與你有因緣的靈界眾生，二是從此世回溯到生生世世的過去世，每一世的身口意所累積的印記，這些印記都記錄在你此世的身心靈之內。這些紀錄都在，一般人卻無法憶起，或是此世的記憶尚在，卻無法覺察，甚至不願面對。

你能以什麼態度看待「業力」？首先當事人需要真誠面對，其次需要懺悔罪業，第三需要從中萃取體悟，以幫助自己此世靈魂的進化。

業力不是可怕的惡果，業力最重要的功能是幫你從此生的生命中學習，並且逐步進化法身慧命。

何謂業力殘影？

可從兩個角度去詮釋，一是當身心靈內的業力被超渡後，過去在身體內寄宿的相關位置或意識田中會留下殘存影像，如同留下一個刻痕或是空位；另一譬喻，就如同截肢者的幻肢症。用白玉蘭花與葉精油，可徹底除去之此殘影。被靈寄宿後留下的業力殘影令人慣性猜疑，充滿不安全感，身心呈現緊縮狀態。

如同其他神聖精油，祂當然可以除去陰氣與負能量，卻還可以進一步徹底除去業力殘影，若殘影不除，如同本尊已逝，分身卻可冒充本尊，這讓充滿情緒與欲望的心，有一個框架去製造幻影，來填補這個業力的空洞，或是迎來外靈去填補這個空缺的位置。

這是為何有些人一再重複相似的行為與運勢，或是一再遭遇靈界干擾或是寄宿，其業力障礙似乎永遠除不盡的原因！

二是，業力在身心靈居留許久，影響了此人的行為、言語與意念（身口意），甚至扭曲了性格，刻化了身口意的慣性模式，此慣性模式是業力殘影。人通常喜歡抓取慣性而活著，即使此慣性為此人製造諸多痛苦，執取慣性卻讓他們覺得安全，這也是業力殘影。

譬如說過去很窮困，曾經窮困是業力，導致此人某段時間必須很節儉與計較才可存活下去，卻形成他吝嗇、不願意助人與只顧自己不管他人死活的慣性。這是業力殘影，此慣性導致他與家人關係不良，沒有好朋友，事業發展受限等等，也為他製造痛苦與不安，這也是業力殘影。

業力殘影在靈能量上是不可見的，但是在心與身能量上，卻是確實可見。業力殘影有其能量狀態，所以可以用白玉蘭花與葉精油去消除，同時也可以刺激與逼迫此人放棄或是轉化其不良慣性。

除業務盡就是白玉蘭花與葉精油的根本能量，可令人徹底煥然一新。

除去業力殘影的過程，在身、口、意上需要對抗人的頑強慣性，若是不願意改變造成身口意惡業的慣性，此人一用了白玉蘭花與葉的精油會有反彈效應，他會很快拒絕使用，或是覺得很臭，嗅到就想吐，嗅到馬上心意煩躁，甚至會有生氣的情緒反應。

覆蓋在身心靈上的負面慣性，就是生命內的一切蓋障，不是別人害的，都是自己在生命步履中一步一腳印地踩踏出的，慣性是現在進行式的業力，比過去世的業力更難除盡，白玉蘭花與葉精油可以幫助人有更強能量去進行此根本淨化自我業力的歷程。

3.心能量

白玉蘭花精油，能處理卡在身體內的陰能，也處理卡在心識中的陰能。

所謂卡在心識中的陰能，是心識的表層與深層中的記憶，此記憶與某外在陰能具有的連結性，也可說是業力連結，使得此人的心識與此陰能有瞬間的連結效應，而能接收到外在的陰能。此外在陰能可能在過去世，也可能是現在世，也可能是未來式，可謂是超時空的連結。

過去世與未來世陰能的連結鍵，大多存在於深層潛意識，在深層睡眠中有時會莫名活躍起來而導致霎那的訊息連結。現在世的陰能連結，存在於表意識，更容易因為情緒波動與反覆想起而發生。此外，當對方能量很強大時，也可能主動來敲門而連上，若是對方帶著強大的怨恨能量，譬如前世冤業來尋仇，連結上之後就會生病或是心識混亂，若是與此陰能存有愛慾的業力，連結上後，此人會產生異常的愛慾妄想。

白玉蘭花精油幫助使用者在此時不被陰能所侵而病倒或是完全屈服，但是大原則是使用者願意接受白玉蘭花與葉精油的能量。

白玉蘭花精油在心能量的另一個功能是：祂能使心識更加穩定，不會在禪修與夢中自造幻象哄騙自己。白玉蘭葉精油說：「風吹樹動，風吹身動，心可不動，我可保持心識最根本的定性。」

當業力殘影仍在，任何可相連結的刺激都會被不安定的心識所造作，而自生業力，若是業力殘影除去，不安定的心識就不會如此輕易地被外來刺激所激發去造做身口意的負面業力。

當白玉蘭花精油調整此人的業力殘影狀態，就能調整心能量，能令此人慣性行為漸漸改變。倘若業力已除，充滿冤業的身口意慣性還在，並不算淨化冤業。

相較於白玉蘭花精油，玉蘭葉的速度更快，前者卻更加深入，兩者合併使用效用極優。

業力殘影也可說是心之毒，白玉蘭花與葉精油可淨化一切心之毒，若是因為心之毒而招來陰能，可合併祂們一起使用，僻出陰能之外，也除去心識與此陰能之聯結，令此人不抓取而使此陰能自行脫離。

4.身能量

白玉蘭的花與葉皆可食，能幫助排除身體內的毒素，特別是蠱毒、蟲毒，所有污濁之氣與濁物之毒，皆可淨化。

白玉蘭花精油，可強化松果體的靈能，啟動靈性自我保護機制，也活化胼胝體的訊息流動，使腦下垂體的正常化運作，祂進入邊緣系統後，可調控膻中穴的能量，以此微調全身能量。

所謂的消除業力殘影在身能量上，是在海馬迴作用，消除多生多世與當世儲存的負面記憶，同時平衡杏仁核對恐懼及外來刺激傷害的慣性負面反應，使此人對外靈刺激與旁人的刺激反應不過激也不去迎合，一旦反應過激或是自發迎合，就容易被外來能量所佔據。

講得更白話一點，祂在身能量上，主要進入大腦，改變一個人對過去創傷的慣性情緒與行為反應，幫助此人的業力能真實轉化後消除，可說是消除業障的最後一環力量，缺乏白玉蘭花的能量就不能完全根除業力。

白玉蘭葉精油也是能消除業力殘影。業力殘影消除會帶給人一種全然的放鬆感，困擾的情緒不自覺地消失無影，令人心神寧靜，全身舒暢。

適合使用白玉蘭者

1.負面習慣強烈，卻難以改變的人。

2.總是犯同樣的錯誤，自己不承認，只願意抱怨不願意改變的人。

3.強烈受到業力牽引與制約的人，如同業力的魁儡一樣而活著的人，譬如總是外遇無法了結，成為第三者無法離開，噩運重複發生，莫名的病痛不斷卻醫不好等等。

配方原則

配方上沒有禁忌，可根據要處理的部位，選擇相關精油加強處理某區塊、氣輪或經絡的業力殘影。

不同產地的差異

目前多數是中國產，注意你買到的是溶劑萃取或是蒸氣蒸餾。直接用在身體，以後者較佳。

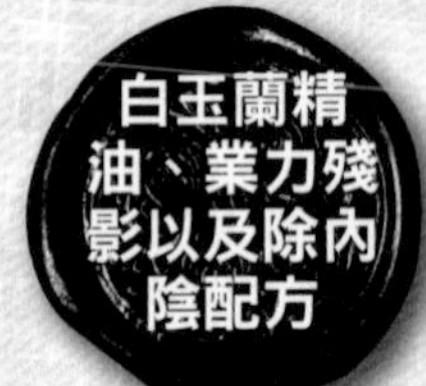

業力，不是過去世發生的不知名的玄祕事件，而是累生累世你的每一個行為（身）、口語（口）、意念（意）累積出的總和結果。

建議在尚未深入追究此世你的身口意所製造的業力之前，不必努力去追查前世的業力，除非你自己可以看到自己的前世。靠別人勘查你的前世業力，你的體悟缺乏臨場震撼感，也就缺乏激發自我覺醒與自我改變的能量，大多只是增加執著與迷惑而已。

當一個人對此世的所自造之業力鮮有體悟與負責任的心意，他即使被告知前世的業力狀態，也不會有太多體悟，所以想要知道前世有什麼業力所以導致此世的什麼運勢，如同睜著眼睛努力去看眼前看不見的過去，卻對眼前的一切視而不見，這是極荒謬的動作。

白玉蘭花與葉精油也是除內陰的配方之一，因為業力殘影是內在陰能。之前描述的業力殘影似乎很抽象，但是在現實生活中，可見的業力殘影就是人際關係中曾經發生過的互動印記，包括情緒等所有發生過的事情。

你可能遇到過，當下自己明明沒有需要生氣的理由，卻突然生氣了！明明沒有任何理由想起這個人，腦中卻自動不斷縈繞關於此人的思緒，揮都揮不去地一直連續出現。或是一直做夢，夢到某人、某事。在某幾天突然冒出某一個欲望或是念頭，似乎逼迫自己一定要去某地或是做某件事情，而且這欲望是超乎你的正常行為或是能力範圍。

這些情況可能是有外來意識或是靈能強行進入你的意識中在干擾你，為何可強行進入？因為有業力殘影。

譬如說已經分手的男友，當他對你產生強大意念時，你就會被干擾，若是之間仍有業力，也就是你對他的情緒與情感依舊強烈，就會重新接上線，若是只剩下業力殘影，你可能會有些許抗拒，造成心緒不穩，若是你的能量比他弱，可能會產生那種明明不想見面又跟他見面，明明不想復合又被強迫復合的結果，這種看似身不由己的糾纏。

人的心識的擴散力是非常強大的，特別是負面的怨、愛、慾、恨。若是某個人懷抱著強烈情緒，當他的思緒強力造作在某對象之上，就能很快直接影響到此人，根本不用畫符作法，就可以產生隔空影響，甚至此人在半夜睡覺都可以生靈出竅去影響你。

當某人在你看不見的地方或是同一屋簷下，只是坐在房間內對著你釋放強大的怨恨意念，你將突然感覺受到莫名的威脅而警覺，之後覺得憤怒或是恐懼，個性較強勢的人受威脅時會出現生氣情緒，個性較弱勢者受到威脅會覺得恐懼。

因此當在公司或在家庭，有一個人對你發射這樣的磁場時，可見的言語與行為都沒有發生，但絕對能對你的身心造成負面的影響。有些公婆無理地怨恨媳婦，這媳婦就會得到身心症，夫妻間彼此怨恨卻不分開，弱的一方必然被打擊成身心症，公司同事間的鬥爭也是如此。家庭中若充滿廝殺磁場，第三者也會波及，小孩子都會情緒不穩定，也可能經常生病。

身心症就是身心靈內陰能的展現，此時就必須使用除內陰去消除身心靈內的陰能，同時為自己造就一個外在的保護罩。

若是你無法停止那個人格已經扭曲的人這樣對待你，你又無法離開這空間，你就要自救了！

除了使用除內陰之外，首先，在你的房間、辦公桌，或是你可決定的空間，不斷播放佛號或咒語（建議用有德之出家人或是修行者所唱誦，不用一般歌手唱的），用佛號去淨化此人製造的惡念磁場，自己也養成行住坐臥默念佛號咒語的習慣，非佛教徒可唸誦各自宗教的經典或是聖號。

但是心識上，也必須修煉定性，讓自己有能力去分辨自己的情緒突然發生轉變的原因是什麼？引發欲望的原因是什麼？是自己造做的？或是被外來能量所影響？這需要培養自己的情緒觀照能力，你就能用清明的心識去辨識出外來的干擾，之後用你清明的心識去拒絕入侵的能量，或是用清明心識去選擇如何適當的應對。

熏陸香脂／種子
Mastic lentisk

精油名／1.熏陸香脂（英文名：Mastic lentisk Resin）

2.熏陸香種子（Mastic lentisk Seed）

學名／Pistacia lentiscus

科別／漆樹科 Anacardiaceae

分布／原生於地中海地區（法國、西班牙、葡萄牙、希臘、土耳其），也在北非發現。大部份熏陸香產於希臘希俄斯島（the Greek Island of Chios）；某些亦產於阿爾及利亞、摩洛哥和加那利群島（the Canary Islands）。

萃取部位及方法／1. 凝脂（resinoid）是以溶劑萃取含油樹脂（oleoresin）而得。

2. 精油，是以蒸氣蒸餾油性樹脂，或者偶爾直接蒸氣蒸餾葉與枝而得，或是蒸餾種子而得。

【氣味】

熏陸香脂與其他脂類精油類似，都有樹脂的底味，嗅完之後，變化出淡淡的甜香，吃在嘴裡，略苦，之後香氣溢出，最後有類似水果的香甜氣息充滿嘴內。

熏陸香種子精油與脂精油仔細比對，會發現底味接近，但是初嗅幾乎完全不同，熏陸香種子精油的氣味較接近種子類精油的特性，氣味中有種溫潤卻向外衝刺的動作感。

【主治】

1.熏陸香脂與熏陸香種子精油的教導：擴張正能量，主要循行腎經與膀胱經，推出經絡中的濁氣與濁物，熏陸香種子精油也能處理胃經之淤塞。

2.《本草綱目》與中國醫書中所記載之熏陸香是乳香，並非漆樹科的Mastic lentisk。

3.其他資料：抗微生物、防腐、抗痙攣、收斂、利尿、祛痰、激勵。在皮膚照護上可用於治療癤子、切割傷、跳蚤、昆蟲、蝨子咬、癬、疥瘡等。可處理關節炎、痛風、肌肉疼痛、風濕症、坐骨神經痛。也能夠處理支氣管炎、鼻黏膜炎、百日咳、感冒等問題，除此，熏陸香被證明可以減低膽固醇，緩和高血壓，降低心臟病的風險，具有抗真菌與細菌的成分，也被廣泛使用在皮膚軟膏與貼布中。

【禁忌】

熏陸香脂與種子精油無毒性、無刺激性，極少數人使用過量有過敏反應。

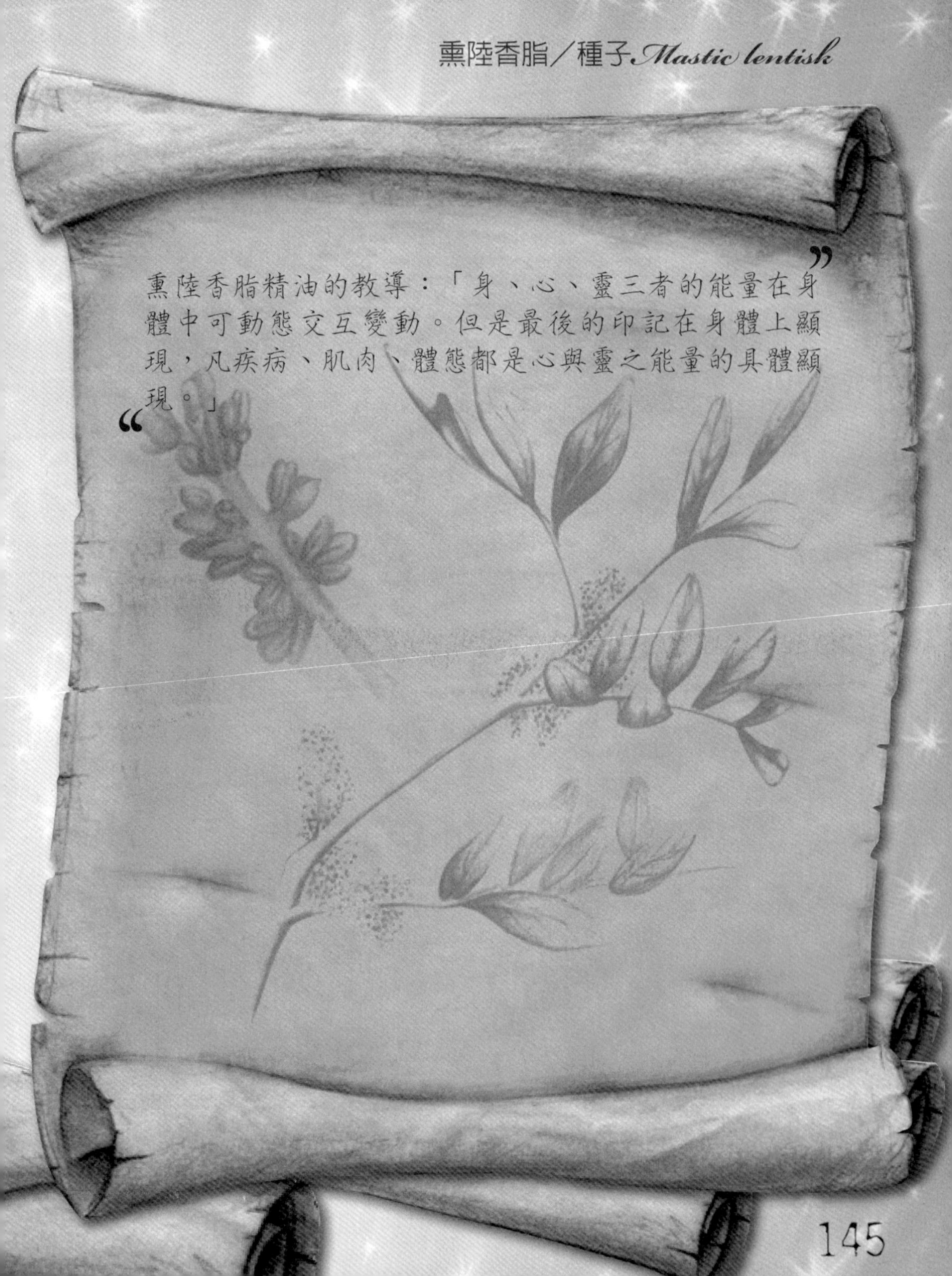

薰陸香脂精油的教導：「身、心、靈三者的能量在身體中可動態交互變動。但是最後的印記在身體上顯現，凡疾病、肌肉、體態都是心與靈之能量的具體顯現。」

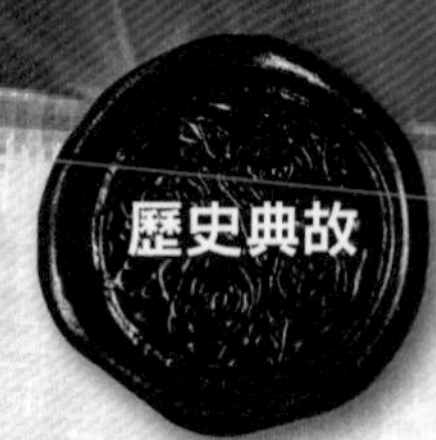

歷史典故

歷史學者指出，《聖經》中曾經提到熏陸樹，位置應該在巴卡河谷（Valley of Baca）附近，希伯來文bakha是哭泣或是啜泣的意思，所有樹脂顆粒在當時都被比喻為淚，所以此字bakha也被認為與熏陸樹的神祕淚珠有關，也與熏陸樹發出的簌簌聲有關。

熏陸香脂也是一種昂貴香料，2400年前就用來做口香糖之用，在古羅馬帝國，熏陸香脂是很流行的口香糖，中世紀蘇丹的後宮以熏陸香作為化妝品與口腔芳香劑，貴族也嚼熏陸香脂，認為對身體有治療效果，特別是對胃腸有顯著療效。

在地中海地區，用熏陸香脂治療腸胃疾病，已有千年歷史，西元一世紀希臘醫學與植物學家Dioscorides已經將熏陸香的療效載入著述De Materia Medica（藥學元素）中。

熏陸樹主要生長於愛琴海域的希俄斯島，熏陸香脂也以「希俄斯之淚珠」而聞名。當希俄斯島被納入奧圖帝國版圖，熏陸香也流傳到北非與近東地區。熏陸香脂本是液體狀，經日曬後乾燥變成略帶苦味的透明塊狀樹脂，咀嚼後會變軟而成為白色半透明的膠狀體。

在希臘，熏陸香脂是一種節慶麵包的主要成份，亦是東正教祭典所使用的神聖祭油。現今，熏陸香脂被廣泛使用在化妝品工業中，成為牙膏、頭髮與身體乳液與香水的原料。

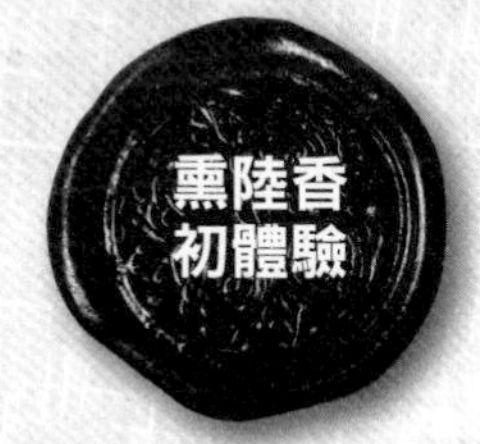

1.熏陸香脂精油

第一次解讀熏陸香脂，將熏陸香脂精油滴在掌心，一嗅掌就感覺到一股喜悅能量貫穿心輪，雙手掌交握後，覺得全身的氣輪都串連起來。熏陸香顯現出一個嚴肅老人的形象，臉上無表情，卻感覺祂在微笑，雙手交疊抱在胸口，很有威儀的姿態。祂說：「什麼都不能教你，只有去體會，你還沒體會到我的精髓。」感覺祂非常嚴格與嚴肅。祂又說：「我在你身體內，擴張我的能量。」

熏陸香脂精油教導我的第一課是，祂的功能是擴張正能量場域，在使用者身心靈內擴張祂的正能量。

第二次我祈求關於經絡功能的教導，使用後兩分鐘，下焦出現氣動，濁氣從肛門排出（不是放屁），引發氣動的核心位置在肚臍下兩吋附近，就是臍輪的位置，之後氣從中脘穴附近（胃的位置）上行以寬條狀的能量感直上喉嚨，嘴中吐出長長的氣，連眉毛上都有氣感。氣上行也同時下行，腎臟與膀胱都有氣感，相關穴位有振動感，整個背脊都在排氣。

熏陸香脂主要循行於腎經與膀胱經，先補充正能量，之後促進兩經絡的氣能循環。

第三次解讀，顯現的狀態與前兩次一樣，這次更清楚顯現在小周天循行，清除任督二脈上的諸多障礙。

第四次解讀，心輪中能量如泉湧現，全身都鬆弛，氣從臍輪上行於腎經，慢慢走上臉部，直下膀胱經，全身有寒氣細細地放出來。

薰陸香脂精油說，祂是神聖精油中少數從身體切入去處理心與靈之障礙，祂主要處理在身體中凝結的心與靈之障礙，同時可以幫助陷入虛幻不實中的修行者。

2.薰陸香種子精油

第一次解讀薰陸香種子精油，鳩尾穴到膻中穴感覺到強烈氣感，氣從膻中穴向外散出，祂說，除了薰陸香脂的基本功能之外，祂還有種子精油的特性，特別能疏通腸胃淤塞，打開胃經與心臟相絡處之堵塞，將濁物與濁氣由膀胱經泄出。

第二次解讀，手掌交握，從手掌中放出金黃色如同太陽一樣的光芒。薰陸香種子精油，祂能夠調整障礙之因，而薰陸香脂可調整障礙之結果，兩者合用，可調整身心靈障礙之因與果。

1.根本能量

薰陸香與乳香一樣，亦是在歐洲流傳已久的古老薰香，與乳香、沒藥一樣，長於崎嶇不平的山區，薰陸樹的花、果、葉皆可食用，脂類則作為祭神與婚禮之用。

薰陸香脂與種子精油的根本能量很單純，就是擴張正能量。但是薰陸香種子精油傳導速度較快，療效的發生較脂精油迅速，薰陸香脂精油則較持久。

一旦開始擴張正能量，負能量就無法立足，有些精油直接排除負能與陰能，但是熏陸香並非以此模式運作，只是在使用者的身心靈中擴張祂所持有的正能量，當正能量充滿時，以「中和」的動態處理負能量，所以使用熏陸香處理寒氣與濁氣時，排氣的過程並不長，幾乎只有一開始有一次哆嗦，這是擴能的反應，之後的毛孔排氣的時間很短，只有幾分鐘，因為負能量在體內被「中和」掉了，並非被排出體外，這是熏陸香的最大特色。

此外，祂的根本能量是主要先切入身體去運作，從身體去處理心與靈的障礙，以擴張正能量去處理在身體中凝結的心與靈的障礙。熏陸香脂精油說：身心靈三者在身體中是動態交互影響而產生變動，障礙的最後印記將顯現在身體上，肉眼能見之疾病、肌肉狀態與整體之體態都是身體內部器官、心與靈之具體顯現。

2.靈能量

在靈能量上，熏陸香脂精油作用於身體身體外圍第一層能量體－乙太體（etheric body）與第二層能量體－情緒體（emotional body），強化與修復身體表面約十公分之內的能量，修補後，再慢慢向外一層層修復（第三層智性體mental body、第四層星芒體astral body、第五層氣體模型體etheric template body、第六層天人體celestial body、第七層因果體causal body）。

一邊向外修補各層的能量體，同時向內修復能量體所對應氣輪之器官，令此器官之氣呈正能狀態，之後此正能自動強化器官的運作，而能引動身體內部的自動修復功能，也就是引動身體的自我療癒機制。

因此，熏陸香脂精油可以光亮氣場，同時擴張氣場，從事靈療工作者，或是進行亡靈超渡儀式者可用熏陸香脂精油作為自我保護並強化自身力量，也可以處理靈傷。

再者，在靈能量上熏陸香脂有一獨有的功能，祂可強力擴張下方氣輪之能場，引地氣上行，熏陸香不是往上擴張能場的精油，而是向下扎根的精油，使用熏陸香脂精油可令人紮紮實實、腳踏實地地活著，處於grounding的身心靈狀態。

所以，一個致力於靈性修行者，陷入於熱中虛幻不實狀態的窠臼中，可用熏陸香脂精油，幫助他不躲在修行中逃避自我性格需要洗滌及精進的部份，以及現實世界中的責任與業力，將靈修者帶回現實狀態，脫離造成自欺與我慢的幻境，令修行者活在現世的情境，在當下中修持心性，這是熏陸香脂在心能量與靈能量的雙重作用。

上方氣輪過激而下方氣輪疲軟者，容易陷入虛幻不實的修行狀態，用熏陸香可以幫助其平衡此失衡。

熏陸香脂是令人活在當下的神聖精油，有效處理現世生活與靈性生活之間的矛盾，令修行者無法故作清高狀而逃避現世的人生課題。

特別是禪修中陷入幻境而走火入魔者，用熏陸香脂精油可解救之。此外，熏陸香種子精油對修行者也是有很殊勝的護持作用，給予修行者力量，幫助他們在靈性修持的路上不斷精進。

熏陸香脂精油主要作用於海底輪與臍輪（第一與第二氣輪），熏陸香種子精油則主要作用於太陽神經叢與心輪（第三與第四氣輪），太陽神經叢與心輪的能量需要海底輪與臍輪能量上升去推動與強化。熏陸香脂與種子精油混合使用對氣輪的穩定有顯著療效。

3.心能量

熏陸香脂精油能夠強大迅速地補充並擴張正能量，因此在心能量上提供了定心的力量。熏陸香種子精油令人樂觀、積極、正面思考、提振活力。

一個人的身心靈內若是充滿正能量，其心識必然是安定的，在禪修中與每個當下都容易維持如如不動的正念。

心常處於正念狀態，能量就不易流失，意念不易渙散，情緒不容易因外在刺激而混亂激狂。

生命數字中7數與4數過多者，心能量容易向內過激而導致緊縮、閉鎖、猜疑、過度自我防衛。使用熏陸香脂與種子精油，再加上其他有鬆弛效果的精油，可以幫助他的4數與7數能量從低階進化到高階。

4.身能量

熏陸香脂精油是神聖精油，卻有其世俗功能，古代人相信在新婚夜燃燒熏陸香脂可幫助新人早生貴子，老年貴族用熏陸香脂來保養身體，延緩老化。

因此在身能量上，熏陸香脂精油對虛弱的人有顯著療效，特別是氣虛之人，幫助體虛老弱者提振身體氣能，對男子有壯陽功效，促進青少年轉骨，亦可處理頭部之昏沉，特別因業力現前而導致之昏沉（如禪修與頌經過程不斷打瞌睡）。

熏陸香脂精油為何可以幫助虛弱之人，主要因為在經絡上，祂主要在腎經循行，並在膻中穴周圍影響絡心的經絡。

心腎不交者必然體虛，並衍生出諸多慢性病變，熏陸香脂與種子精油強力去平衡與修復心臟與腎臟的經絡氣能以及相關氣輪的運作，因此心腎不交可用兩者去修復，使之聯結正常。

自古熏陸香脂就被認為對腸胃具有療效，但是根據精油的教導，熏陸香脂的療效主要在腎經與膀胱經，因腎經與胃經在身體前側非常靠近，腎經循行也經過胃與腸，因能量共振之故，所以可療癒腸胃相關問題。

相較於熏陸香脂，種子精油對胃腸的療效更加直接，熏陸香種子精油直接作用在膻中穴下方此段任脈的鬱結，譬如很多人會有胃燒灼病症，即是任脈在鳩尾至膻中鬱結所致，可用熏陸香種子精油來治療，祂能打開此處的陰濁氣之鬱結，帶到膀胱經中排出身體，若是與熏陸香脂精油一起使用，可以加強排出陰濁之氣的氣能。

另一方面，熏陸香脂對下方氣輪有強大補氣功能，男性的攝護腺問題，可用熏陸香脂精油來預防與延緩惡化，配合食用冷壓南瓜籽油，療效良好。

若是下方氣輪的器官發炎，如陰道炎、尿道炎，則可用熏陸香種子精油來處理，療效較快。並不只是殺菌，而是以補氣為主，藉補充氣能，促使氣輪運作良好，激發自我修復與治療的效能。

適合使用熏陸香者

1.幫助經常見陰之人，轉換身心靈中的負能量。

2.幫助身心靈緊縮而不能擴張自身能量、不能完成所面臨任務的人。

3.幫助正準備要大展事業的人。

4.幫助禪修者在心性修持上更上一層樓，助其不入幻、不入魔，能定靜而老實修持。

5.幫助正陷入生命谷底的人。

6.幫助思維與行動上保守固執、自我緊縮的人。

7.下方氣輪天生虛弱或是淤滯者。

配方原則

1.與薰衣草、花梨木精油配方使用，可加強補充氣能與鎮定的效能。

2.與羅馬洋甘菊或是萬壽菊精油配合，可處理腎經與膀胱經中的虛熱；虛火較旺者，用羅馬洋甘菊，當虛火除去後，寒氣現出後，改用萬壽菊。

3.與花類精油如薰衣草、玫瑰、天竺葵等配合，可招財，同時定心。

不同產地的差異

目前OMaroma只取得摩洛哥產的熏陸香脂與種子精油。

＜膀胱經與腎經養生霜＞

適合使用症狀：

日常保養膀胱經與腎經，膀胱經與腎經阻塞，膀胱經與腎經所經過的筋骨有疼痛、腫的情況，下腹寒涼，腎虛，膀胱無力，頸、背、腰痠痛等。

配方：

乳油木果脂（shea butter，非洲）、冷壓瓊崖海棠油（Tamanu oil，馬達加斯加，有機未精煉）、冷壓南瓜籽油（Pumpkin Seed oil，德國，未精煉）、熏陸香脂精油（mastic-lentisk resin，摩洛哥）、萬壽菊精油（tagates，馬達加斯加，有機）等。

使用位置：膀胱經與腎經在體表循行的位置。

＜膀胱鎮定養生霜＞

適合使用者：間質性膀胱炎患者、頻尿者、膀胱或下腹涼寒者。

配方：

乳油木果脂（shea butter，非洲）、冷壓瓊崖海堂油（Tamanu oil，馬達加斯加，有機未精煉）、冷壓楝樹籽油（neem，印度）、大根老鸛草精油（Zdravetz EO，保加利亞）、熏陸香脂（Mastic-Lentisk Resin，摩洛哥）等。

功效：消除膀胱虛寒之氣並補充暖陽之氣，調整並補充第一、二氣輪能量。

使用位置：

脊椎（由腰部到尾椎），膻中穴，整條膀胱經，肚臍以下的腹部。

間質性膀胱炎是第一與第二氣輪虛寒所引發的身心疾病，熏陸香脂與種子精油所擁有的正能量與擴能功能，是治療間質性膀胱炎的主角，在身、心、靈三介面，同時處理此病在情緒、氣機、陰氣與寒氣的問題。

以下是從間質性膀胱炎資訊網所節錄的訊息，代表西醫系統對此病的權威詮釋，請注意我標出的斜粗體字：

「間質性膀胱炎（IC）是一種膀胱壁的慢性發炎狀況。它的病因還不清楚。『普通』膀胱炎，也稱為『尿道炎』，是細菌感染的結果，通常可用抗生素來治療。不像普通的膀胱炎，IC相信不是由細菌引起的，故也無法對傳統的抗生素療法產生反應。***還有一點很重要的是IC並不是精神上的疾病，也不是抑壓所引起的病症***。其典型徵狀是：

1.頻尿：晝夜頻尿（嚴重的話一天次數達六十次以上）。在初期或是非常輕度的病例裡，頻尿有時是唯一的徵狀。

2.尿急：欲在頃刻間排尿的衝動，常常也伴隨著疼痛或是痙攣。

3.疼痛：可能是在下腹部、上恥骨、尿道或是陰道區域。

4.附加症狀：因頻尿而失眠，精神不濟導致其他病症，家人、老闆、同事不諒解引發人際關係問題。（此點是我加上的）

西醫對IC病因的解釋：***間質性膀胱炎在醫療上仍是個謎，它是一種膀胱疼痛的疾病，仍待診斷如何治療的疾病。***」

間質性膀胱炎100%是身心症，絕對不是西醫說的「***並不是精神上的疾病，也不是抑壓所引起的病症。***」，根本就是「絕對」與情緒壓抑有關。

我曾經是間質性膀胱炎患者，自1996年罹病，到2008年研發出腎經與膀胱經養生膏之後，才可說完全痊癒。以下先描述我得病與療癒的經過，最後以中醫與心理學來解釋此病的病因，關於此病的精油配方有腎經與膀胱經膏，以及膀胱鎮靜膏，此兩種配方的主角都是熏陸香脂精油。

我於1996年7月罹患間質性膀胱炎。

結婚半年多後，我正在師大念碩士班，暑假還需要去學校工作，那天上午到學校後，覺得身體很虛弱疲倦，有點肚子痛，因為辦公室會計住院，我須去醫院找她處理公事，結果我還沒看到她，自己就先進了急診室，因為急性尿血。

之後，我就被嚴重的間質性膀胱炎折磨了大約兩年。之後數年，嚴重症狀雖不是頻繁出現，但是比一般人頻尿。

剛開始醫生診斷是細菌感染，說新婚女性容易得膀胱炎，但是我不太認同是因為新婚，因為已經結婚半年多了。後來反覆發作，發作時腹痛、頻尿、氣虛，不到半個小時就有尿意，每次尿尿時都非常疼痛。

每次看醫生時都做尿液培養，頭幾次說有細菌，吃抗生素就會好，但是越吃越沒效，我看遍各大醫院，最後在榮總，醫生說尿中沒有細菌，不是慢性膀胱發炎，是間質性膀胱炎。

我想這是什麼病啊？當時電腦還在DOS開機時代，不像現在一根手指就可以找到資料，這位主任級的大醫生當然不會對我清楚解釋，只告訴我這種病吃藥不會好，現在有種新的療法，叫做膀胱擴大術，需要住院，叫我等通知，問我要不要成為被研究者，要我簽什麼同意書……，生病的人在醫院就是待宰的羔羊，我能不同意嗎？

然後就去住院了，先做一連串必須麻痺自己的羞恥感的檢查（在許多男人面前尿尿等……），又突然眼睛發炎，去眼科會診（都與膀胱經有關），三天後就進了手術室，進手術室前我就有預感，這手術絕對是無效的。

手術完，插了導尿管數天，每天記錄尿量，共住了好像七天吧。沒被叫去「研究」時，我都在讀我的論文資料，出院前，住院醫生看著我放在床上的原文論文資料，突然沒頭沒腦地跟我講一句話，「你看起來不像會得這種病的人啊！」

我一聽，突然恍然大悟，原來這是情緒與壓力引起的身心症，為何當時醫生沒轉介我去看精神科呢？（因為他們需要我做白老鼠）我當時一直單純以身體不好來面對此病。

從醫院回家後，未見好轉，白天仍是頻尿，晚上更加嚴重。

每夜自上床睡覺到天亮期間，想上廁所的次數少說十五至二十次，有時候忍住不去，因為去了也上不出來，但尿意很重而不能安睡，因為上廁所要去到上一層樓，有時候乾脆就坐在馬桶上睡覺。白天唸書與兼差，晚上趕回去煮飯給一堆人吃，眼睛要看人臉色，耳朵要聽著被嫌棄身體不好的話。

後來一個朋友帶我去見一個老中醫師，這位老醫師一看到我，就用長輩的口吻對我說：「你很乖，我會把你治好。」讓我馬上落淚。

之後，每週一次在早上七點前去淡水掛號（因為病人非常多），然後在那等著診所開門。吃了中藥之後，可以看到自己在好轉中，一夜只上廁所三到五次，白天頻尿依舊，但是不會痛了，精氣比較實一些，看了半年多，卻不能好到斷根。老醫生覺得不應如此，我卻知道為何，因為導致間質性膀胱炎的壓力來源並未從我身旁離開，所以無法根治。當時我認為是人以及情緒的因素，後來才知道還有外來陰氣入侵的因素。

此病發生的心理肇因是因為我渴望逃避壓力而形成。

第一次結婚沒多久，我就常在回家的路上胃痛難耐，特別是當我趕不及回家煮晚飯給他們吃，前夫又沒有回家吃飯的日子，前婆婆都會在餐桌上說些話，讓我覺得我是沒資格吃下這頓飯的。

若是我負責做菜，她就坐在我後面監視著，有一天，我在炒菜，她又來說我不對，我受不了，又不願意跟她起衝突，藉故去上廁所，從此我就常在煮菜時，藉故上廁所去透透氣，有一天我坐在馬桶上，突然出現一個念頭，若是我生病就好了，應該就可以不用進廚房！

這個念頭出現後不到十天，我就第一次尿血，上廁所原本是逃避或紓解壓力的手段，卻發展成疾病，這是我發病一年半後，回顧整個過程才發現的。

第一次發病兩年後，因為沒有與那家子同住了，康復了差不多六成，遇到太累，或是壓力太大時，還是頻尿與腹痛。

1999年9月恢復每天禪坐後，第一與第二氣輪終於恢復正常功能，且引動拙火覺醒，可以說是痊癒到超過八成了，但是總是不能斷根，與一般人比較我還是頻尿。尿尿次數多時，我會有氣虛感，氣虛時又會引發更加頻尿。

2004年底開始吃素之後，可能體質在調整中，素食食物多偏向寒性，馬來西亞天氣又熱，寒性食物比較多，又大發作與小發作了數次，大部分都是在體力透支又吃到寒性食物的時候，徹底休息過後就會恢復。這表示過去的病因雖然解除，但是對身體器官與氣輪造成的傷痕並未完全療癒，身體內的陰寒之氣還卡在經絡與器官內，腎經與膀胱經依舊偏寒，身體稍微疲憊或月經期間就會有稍微發作的樣子。

罹患此病期間，我經常細微地與我的身體對話，得到以下的自我覺察：

1.我的膀胱已經過度敏感，無法送出適當訊息。對於尿液有無滿到需要釋放，已經無法做出正確判斷。過去大發作的時候，膀胱給大腦的訊息幾乎錯亂，特別是在覺得自己的人身受到威脅、壓抑怒火時，下午三點到五點（腎經與膀胱經的循行時間），以及即將午夜入睡時。

2.某一天，我覺得膀胱根本就是玩弄我，但是我問我自己，膀胱為何要玩弄我？當一個人得到慢性病，醫都醫不好時，就要開始認真地問自己為何得到此病？是不是身體，或是我的心，藉著這個病要跟我說什麼？

3.後來，我發現了，膀胱不是在玩弄我，而是因為滿了，真的滿了！滿出來的不是尿液，而是情緒，也是陰寒之氣已經滿了。這些氣不是身體喜歡的與需要的，就跟尿液一樣需要排除；尿完還有尿意，是因為膀胱還想排出寒氣。膀胱是一個排濁物的器官，替身體排出濁物，真的很盡責，我發現我真的需要感謝我的膀胱，特別是在發病時期。在這個領悟之後，每次發病我就將手掌貼著小腹，跟膀胱說，謝謝你！不要再驚慌了！現在都沒事了！

4.其實不是膀胱生病了，而是整個身體都失調，盡責的膀胱，只不過是想幫助身體回復正常罷了！

從能量的角度來解析間質性膀胱炎，簡單說就是，除了尿液外，身體尚有不需要的能量需要解出，所以才不斷想尿尿與腹痛。

尿，也是液體，我們都知道水份是解出廢棄物的介質，所以高燒可以靠喝水解緩，寒氣其實也可以靠喝溫熱的水或是中藥湯去解緩。

有些醫生叫間質膀胱炎患者不要喝太多水，這真是很可笑的建議，大醫師醫不好頻尿，就乾脆就病人不要喝太多水，以為不喝水就不會想尿尿，就可以舒緩症狀。殊不知不喝水更慘，想尿尿時更加有燒灼感，我還聽說有醫生叫病人憋尿就不會頻尿，真是可惡啊，叫他自己去憋憋看，真是可笑又可惡的醫療建議。

以上是大致的故事經過與我的自我療癒過程的體驗，現在我就情緒、居住環境、靈騷以及中醫病理氣機來解說病因。

1.情緒與性格因素：

間質性膀胱炎患者幾乎都有以下情緒：不安全感、焦慮、恐懼、不能發出的憤怒，或是對前途感到不安，或是充滿絕望感。大多承受著巨大的不可說的壓力，來源大多是親近家人與其他密集接觸的人。所謂「不可說」有三層意思，壓力來源是無法挑戰的人，所以不可說；說了也是惘然，所以不可說；根本沒自信說，所以不可說。

間質性膀胱炎患者的情緒因素中有一獨特之處，就是他覺得看不到解決的曙光，他只能永遠處於忍耐與被壓迫狀態，因此最後都伴隨著深深的絕望感，一種生不如死的絕望感。西醫又說此病無法可醫，益加深患病者的絕望感，絕望也是一種更深重的恐懼感。

當我在進行冥想治療，個案放鬆到膀胱時，臉上常出現恐懼的表情。膀胱的疾病多數與恐懼有關，不能見天日的的恐懼鎖在膀胱中，恐懼也屬於寒性能量，膀胱中充滿恐懼，導致腎經氣虛，腎經之正氣不能挹注於膀胱經，使得膀胱功能失常。焦慮、恐懼、絕望的情緒又使得身體氣機更虛弱，讓腎經更加虛弱，又導致無法守住膀胱經與膀胱之正氣，多尿也是一種虛泄，就如女性崩漏，因氣虛導致經血流不止，頻尿之後，又惡化已經虛弱的氣機。

以熏陸香為主角的腎經與膀胱經養生霜以及膀胱鎮定霜，都有深層轉化這些負面情緒的功能，同時強力補氣與守住正氣。

被壓抑的恐懼令人莫名焦慮，被壓抑的憤怒則令人莫名煩躁。間質性膀胱炎患者在個性上都比一般人愛面子、好勝、自尊心強（好勝、自尊心強的女性，結婚後受到壓抑而無法自主，更容易得到此病），普遍呈現出急性子、凡事過度擔憂的性格，有的人甚至有過度掌控孩子、配偶，或是強迫傾向。性格如此的人，反而得到這種難以說出口的疾病（女生去看泌尿科就已經很尷尬），這病真的就是生命功課。

2.住所與靈騷因素：

我得病時所居住的房子是台北市郊著名墳場改建成的社區，整體的陰氣極重，但是我沒有選擇，一定要去住。同時，臥室在一間半地下室的房間，房間上面是有厚厚泥土的花園，所以非常潮濕，牆壁經常漏水。那個地區有溫泉，位於山邊，大環境基本上就非常濕寒。大環境加上小環境的濕加寒，再加上鬼眾非常多，正好造就令腎經與膀胱經氣機失調的基本條件。一住進去就不斷頸肩落枕，其實是陰氣從膏肓穴中不斷攻入，加上精神壓力超大，整個風水、人與靈的磁場都屬陰寒，我通通吸入了。

再者，受到靈界干擾的人等於處在一種敵暗我明的狀態，每天被看不到的敵人侵擾或是攻擊，也會有莫名的恐慌、不安、緊張以及惱怒，又助長導致頻尿的情緒因素。

另外，若是沒有住在鬼屋，也沒有環境濕寒問題，間質性膀胱炎患者幾乎都有嬰靈寄宿，有墮胎或是流產經驗，大多第一與第二氣輪天生本就較強（生命數字 1 與 2 加起來共超過 4 個者）。因為嬰靈寄宿，導致氣輪激躁不安，若是嬰靈不先超渡，此病不可能治癒。

3.身體氣機因素

間質性膀胱炎患者，基本上在腎經與膀胱經中都累積了大量寒氣，腎主水，水遇寒則凝結，寒氣使屬水之腎氣凍而不流，氣機不暢。

膀胱功能與膀胱經及腎經有直接相關，與心經、肺經有間接相關。

膀胱當機，必然是膀胱經與腎經的正氣不足，若膀胱經正氣不足，使得足少陽膀胱經之脈氣不能從面部下行，貫通於足部，因此間質性膀胱炎患者面之氣色必呈黑或青或蒼白，腰痠腳軟不法久站。腎氣虛者，必然胸部悶痛，進而上下腹皆痛，畏寒，入睡後卻好發冷汗。

在經絡循行路徑上，心經與小腸經之氣機不足也使的腎氣不足。

若人抑鬱，心經與肺經必然受到影響，心氣不足，使心腎不交，也會促發尿道炎與膀胱炎，一開始是細菌性的，之後變成慢性發炎或是間質性膀胱炎。

在五行上，金生水，肺主金，腎主水。情緒抑鬱者，肺之氣機受到壓制，肺金虛無法生腎水，腎經即虛。若是腎氣已經虛疲，表示腎水無法生肝木，肝木虛疲又無能生心火，心經失調在情緒上將出現亢奮的躁症，反過來剋腎水，間質性膀胱炎患者的情緒焦慮煩躁與膀胱激躁即是某種顯現。這些情緒與經絡因素交互影響，因此情緒對於腎經的氣機有關鍵性影響。

間質性膀胱炎患者不斷進出大醫院所得的醫療效率是非常低落的，因為西醫已經號稱此病無法治癒，只能解緩而已。進出醫院既花錢又花時間，醫院中的磁場皆負且陰，大部分間質性膀胱炎患者身上都陰氣過重或是有寄宿靈的問題，常跑醫院只是加深所攜帶之陰氣而已。不如認真從情緒、性格上去自我觀照與轉化，離開不良環境與不良的人，多做氣功，增進身心靈中之正能，才是究竟之道。

沒藥 *Myrrh*

精油名／1.野生沒藥，衣索比亞（英文名：Myrrh, Ethiopia, wild）

2.沒藥，索馬利亞（英文名：Myrrh, Somalia）

學名／Commiphora myrrha

科別／橄欖科 Burseraceae

分布／沒藥屬的植物原生於東北非和西南亞，尤其是紅海地區（索馬利亞、葉門和衣索匹亞）。

萃取部位及方法／1. 利用溶劑萃取粗沒藥取得凝脂（和原精）。

2. 利用蒸氣蒸餾粗沒藥取得精油。

【氣味】

野生沒藥香氣清淡，有著脂類精油的特殊底味，入口比其他脂類精油較苦一些，而且嘴巴中有股阿摩尼亞的氣味，不過此氣味並不停留很久。

索馬利亞沒藥，嗅起來較多類似煙燻的香氣，嚐起來味辛，沒有阿摩尼亞味。

【禁忌】

無刺激性、無致敏性，極高濃度使用時可能有毒性（譬如說整瓶一次喝下去的一定是有毒性的），懷孕期間慎用。

【主治】

1.沒藥精油的教導：沒藥是供養靈性的精油，遊走全身滋補全身，主導強化生命力，補充整體能量之破損，以膻中穴為歸宿，主全身氣能調控之力量。

2.《本草綱目》的記載：味苦、性平、無毒。可破血止痛，治療諸惡瘡痔漏，破宿血瘀血，消腫痛。可治心膽虛，肝血不足。治療墮胎與產後的心腹血氣痛。散血消腫，定痛生肌。刀傷、跌打損傷、筋骨疼痛、心腹瘀血，可用沒藥研爛，溫熱與酒調和服用。《本草衍義》作者宋朝寇宗奭言：「沒藥能通滯血，若是血滯則氣壅淤，氣壅淤則經絡滿急，經絡滿急故腫且痛。」李時珍云：「乳香活血，沒藥散血，皆能止痛消腫生肌」。所以此二藥每每兼用。故關節腫痛、筋骨損傷、婦女血暈、產後惡血，皆可用沒藥。

3.西方芳療書的記載：抗黏膜炎、抗發炎、抗微生物、消炎、防腐、收斂、鎮靜、驅風、幫助癒合、通經、袪痰、殺黴菌、恢復生氣、鎮定、激勵、健胃、滋補、利子宮、治創傷。在皮膚照護方面，可處理香港腳、皮膚粗裂、濕疹、輪癬、創傷與皺紋。對肌肉、關節發炎與痠痛有療效。呼吸系統方面，可處理感冒、氣喘、支氣管炎、鼻黏膜炎、齒齦發炎、口腔潰瘍、喉嚨痛。消化系統上可處理腹瀉、消化不良、脹氣、喪失胃口，據說也可處理痔瘡。對婦女病也有療效，可處理閉經、白帶、搔癢。

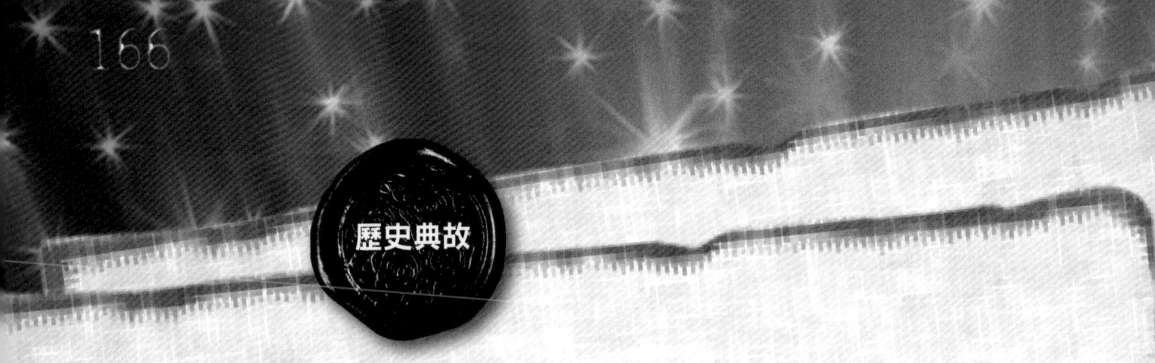

《本草綱目》記載，沒藥原生於波斯國，今南方諸省市亦有，木之根株皆如橄欖，葉青而密，年歲久，則有汁液流滴在地下，凝結成塊，其塊大小不定，黑色，似安息香。大約是西元四世紀從阿拉伯地區傳去中國。

Myrrh源自古希臘文，可能是閃族語。**Commiphora myrrha**原產於葉門、索馬利亞、衣索比亞東部。不同學名顯示來自不同產地，**Commiphora gileadensis**產自約旦，**Commiphora erythraea**則被稱為東印度沒藥。

歐洲歷史中，沒藥與乳香都是非常重要的神聖香料。在古代，沒藥用來作為香水與薰香，擁有極高價值，其價值甚至高過黃金。

西元前三千年，古埃及人已經進口大量沒藥用來作為屍體的防腐劑，以及太陽神崇拜儀式上的薰香。古希臘語的沒藥與香水是同義字，士兵出征時會攜帶沒藥以治療創傷。在古羅馬時代，沒藥的價值是乳香的五倍。

《聖經舊約》中記載，沒藥是用於塗油聖禮的神聖油，上帝曾經對摩西特別以此囑咐。因為其神聖塗油的角色，廣泛被用在天主教與基督教的神聖儀式中。

沒藥與耶穌也有密切關係，耶穌出生時，東方三賢士即為嬰兒耶穌獻上黃金、乳香與沒藥。在《聖經新約》中也記載，耶穌被釘在十字架上時，祂的信徒送上加入沒藥的酒，想要減輕耶穌的疼痛，但是耶穌並沒有接受。當耶穌死在十字架上後，信徒也是以沒藥來為耶穌的遺體塗油，之後裹以麻布後安葬。

印度也將沒藥用作宗教儀式中的薰香。沒藥從中東地區輸出，可推至西元前**1500**年前，直至西元四世紀才發現中國使用沒藥的記載。

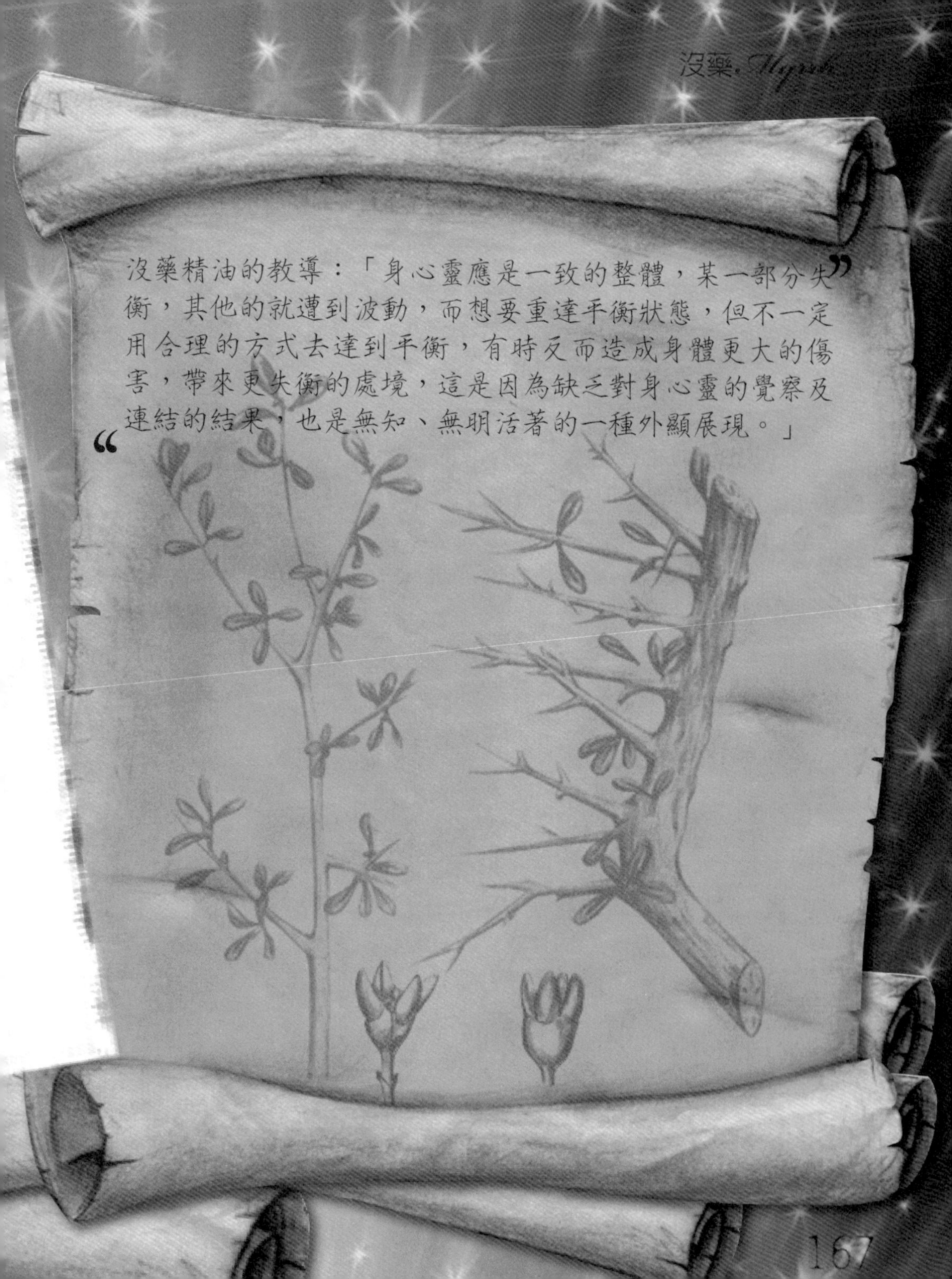

"沒藥精油的教導：「身心靈應是一致的整體，某一部分失衡，其他的就遭到波動，而想要重達平衡狀態，但不一定用合理的方式去達到平衡，有時反而造成身體更大的傷害，帶來更失衡的處境，這是因為缺乏對身心靈的覺察及連結的結果，也是無知、無明活著的一種外顯展現。」"

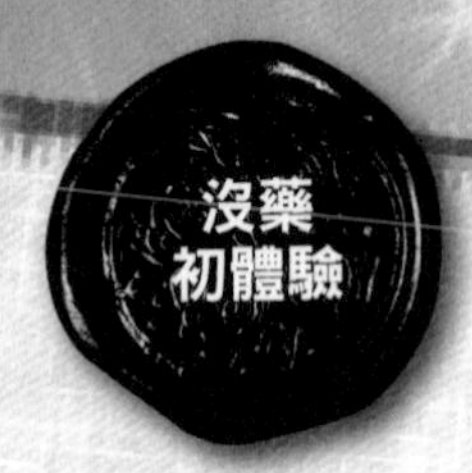

第一次解讀沒藥（產地不確定，賣我的人也不確定），能量直接往下行，停在下腹，整個下腹部放鬆，感覺到沒藥精油展現很高的定性，有著與佛菩薩相似的氣場，祂說沒藥是供養靈魂之用，當祂教導時，我感覺到能量上升到眉輪，祂說祂進入靈魂，之後遊走並滋補全身。第二次解讀，嗅時，全身發熱，氣在背後，在肩膀、腋下與手臂移動，全身突然有虛脫感，幾分鐘後全身微微出汗，身體內很熱，但是體表有寒氣排出，最後，氣又下到下腹。沒藥說祂是強化生命力的精油。

索馬利亞野生沒藥第一次解讀，馬上被祂強大的能量所震撼，能量直聚心輪，祂說野生沒藥能夠傳遞更強大的宇宙磁場，以此療癒生命力不足的人們。

再次解讀，祂說野生沒藥，更加安定，更加疏通，更加補氣，給需要強力疏通淤滯者，使用野生沒藥。

第三次解讀野生沒藥，祂顯示了完整的療癒狀態。氣先入膻中穴，停在膻中，能量同時向下移動，能量聚在下腹部，形成一個橫切面的環型氣旋，逆時針方向轉動，不往外放射，氣旋內有重量感，中心似乎有一個球體，會跟著氣旋而晃動，於下腹部旋轉，然後慢慢往上移動至頭部，在頭部停留後又往下轉至下焦，然後又慢慢往上移動。如此慢慢上下移動數次，右膝蓋的浮郄穴有氣感與短暫刺痛，膻中穴內的振動顯著，振動頻率變得更高，似乎由膻中穴在調控全身氣能，如同將軍運作著大軍，感覺到訊息是雙向互動的，感覺全身的細胞、經絡、器官都正在與膻中穴密集對話中。

爾後，我在與野生沒藥對話時，身體中的濁氣順著脊椎往下泄出，大哆嗦三次，沒藥的能量覆蓋大椎穴周圍，身體內有濁物與濁氣被推到皮膚表面，感覺到有無形的黏濁狀態從大椎穴周圍的毛孔中流出。

祂的教導是野生沒藥推出心輪中的廢棄物，把濁物、濁氣由背後膀胱經送出，以膻中為歸宿，來調控腎氣。

索馬利亞沒藥的第一次解讀，感覺祂有一張年輕的臉，在笑著，力量依舊很大，直接充滿心輪。祂說索馬利亞沒藥是年輕的沒藥，力量比較活潑，移動速度較快，適合年輕人使用，所有的沒藥都會先去需要修復的位置。

第二次解讀，一嗅掌心跳就加快，感覺能量往下走到小腹，膻中與口內有寒氣排除，身體有輕微顫抖，能量通過喉嚨，眼睛有點酸澀，尾椎有涼寒感，此時另一波強大能量往下走，寒氣往上從口，往下從尾椎洩出，牙齦有點氣腫，小腹也氣腫，似鼓起的感覺，連肛門也有脹氣感。

祂的教導是索馬利亞沒藥的能量從心輪往下移動，化淤疏通，塊狀疏通，深入去清除身心靈的淤塞。

第三次使用時，重複第二次的狀態，祂先說「對下方氣輪，我迅速生效。」同時我就感覺到氣很強，全身微微顫抖，膻中開始泄寒，同時能量從小腹往上延著腎經移動到臉部，前半身覺得冷，肚子餓，眼睛酸，陰道內微癢，感覺濁氣正在下泄，此時祂說：「我強力推出腎經與下腹部的陰寒濁氣。」當祂說完，感覺手部的大腸經有氣感，祂又說：「因由下腹出口洩出，大腸、陰道、尿道，所以大腸經有氣感，這是我與野生沒藥的最大差異。」之後氣繼續強力移動，最後覺得頭上在冒氣。

1.根本能量

沒藥的主要根本能量，也是擴能，但不同於熏陸香展現的能量，沒藥以環形氣旋展開擴能的動態，在身體內與身體表面的十公分之內移動，當全身都充滿沒藥能量時就開始啟動排濁，強力疏通淤滯，這是沒藥的根本能量。

在擴能的過程中，修復生命能場的破損，鎮定與滋補整體身心靈，最終強化自我療癒機制。

沒藥最重要的根本能量在於對膻中穴的調控。

野生沒藥精油在教導中說，生命的誕生來自膻中穴的共振，膻中共振所產生的頻率創造具有身體的生命之誕生。

靈魂投生之際，先住膻中穴，由此開始細胞分裂及生長，因此膻中穴永遠都在控制細胞的分裂、生長與死亡，膻中的失調是肉身敗壞的開始。

沒藥的氣能從膻中入腎經，以膀胱經排除濁氣，最後以膻中為歸宿，來調控腎經，進而調控全身氣能，強化自我療癒系統，這也是擴能的實際內幕。

2.靈能量

沒藥精油說，祂本就是僻陰之神。乳香、熏陸、沒藥都生長同一地區，此地區是神之土地，精油的神聖性是自無始以來上天所賦予的，帶給人們宇宙的古老力量及無私的恩典，凡使用祂們，必得神之恩典。

熏陸香令人向下扎根於大地之神，沒藥則向上接引天之旨意，一上一下全身氣能向上接天，下觸能地，令身心靈能量得到完整的挹注與整合。

沒藥在靈能量上，因為能夠淨化包裹在大腦松果體外的陰暗能量，而喚醒沉睡在身心靈中的靈性，也就是人本自存有的高級的覺察力與洞察力，也是所謂的佛性或稱神性的智慧種子，令智慧種子發芽、茁壯，令最高靈性甦醒而滋養心性的更高度進化。

換個方式說，沒藥是靈魂的滋補者，可用沒藥供養自己的最高靈性與智慧，我們的最高靈性智慧，實則無異於宇宙的最高智慧。

3.心能量

在心能量上，沒藥可安定心緒，藉著加強膻中心氣，而使人心能量穩定不虛，而令情緒穩定，進而幫助人願意信任與開放自己的心，解除自我防禦機制，因此焦慮者、習慣性自我防衛者可使用沒藥精油。

相對於乳香與熏陸香，沒藥精油較不建議於禪修中使用，可在禪修後促進自我覺知力之提升。一個人的自我覺知能力，潛在主導其身心靈的整體平衡。身心靈是一體的，某一部分失衡，其他的部分也將有波動，此波動都是身心靈想要重達平衡的努力。

自我覺知力包含與自己的身體、心性、靈性三層面的交互連結能力，能夠收到身心靈傳遞來的訊息，以覺知力與此三層面無礙對話，覺知此三層面彼此影響的動態，並做出最適宜的判斷與決定，這也是身心靈高級智慧的展現。

然而，當自我覺知力不足，急欲平衡的無意識自動化機制與有意識的動機不一定產生對身心靈有益的判斷與決定，反而經常激發出更失衡的處境。

因此當一個人出現身心靈任一層面的失衡，這也是他一直無知無明地活著的外顯展現。

沒藥在擴能的功能中安定了人心，使心定而有機會展開身心靈三層面的彼此連結與整合，給予他看見自己的更高靈性的機會，而不再無知無明地否定自己本自存有的靈性智慧；讓他明白最高的靈性不需外尋，他自有與宇宙大能無異的珍貴智慧與無礙大能。

當一個人的心缺乏平安感，不一定是因為經歷過重大創傷，若是此人的心缺乏精神上的信仰，心與靈便無所皈依。否定信仰與靈性存在的人，他們並不曾感到平安，沒藥可以幫助使用者看見自性中的靈性大能，促使連結，使之平安。

給無依的人、活在虛幻中的人用沒藥。憂鬱症者用索馬里亞沒藥較佳，焦慮與躁鬱者用野生沒藥，令其更加安定。

4.身能量

剛開始使用沒藥精油時，祂教我一個簡單的使用法，每天睡覺前把整瓶精油放在肚臍上。一放上去肚子裡面幾乎馬上就開始演奏交響樂，嘰哩咕嚕此起彼落叫個不停，肚子裡面的器官開始出現一種微妙而難以描述的舒服感，特別是膀胱與子宮。

肚臍是一個氣輪，可作為膻中穴與腎氣的中間站，通過此處上下巡行。沒藥於膻中穴中運作，可將心輪中的濁氣排出，也可將胸腔中負能量從背後推出，也就是將濁氣與濁物都循著膀胱經排除，將正氣從腎經中注入，強化腎經，即能助肝活化（腎水生肝木），所以對肝與肝經也有助益。

因此沒藥在身能量上，從膻中入身，在此調控，藉著腎經滋補全身的氣能，藉由膀胱經排除濁氣與濁物，這是身能量上的效能。沒藥可將腎經、膀胱經內的濁氣由浮郄穴排出。

浮郄之意，乃浮游之物排出之縫隙，另外，大量洩出濁氣的位置，還有頸肩處。沒藥排除身體毒素的方式，不同疏通性精油，而是給予身體充分的正氣，用旋轉氣旋的力量去推出濁氣、濁物。

沒藥在身能量方面，可強力疏通身體經絡與器官的淤滯，特別是陷於非常嚴重的淤滯狀態者。當經絡與器官敗壞至失去正常功能者需用沒藥，作為基礎配方，各種慢性病如糖尿病、高血壓，諸如身體嚴重缺氧而導致病變者用沒藥。特別是針對下腹部生殖器官、泌尿器官的損傷與衰弱，消除氣滯、血瘀，增加骨盆與坐骨周圍的氣能，沒藥主導疏通、修復、增能，對自體療癒有強大的作用。

野生沒藥，主強化心腎連結，可處理心腎不交，適用於經前障礙、不孕症、生殖系統問題、產後調理。索馬利亞沒藥對下方氣輪與下焦身體器官的作用較強，強力推出腎經與下腹部的陰、寒、濁氣。

適合使用沒藥者

1.生命力不足者。

2.缺乏確實生命目標，活得虛幻者。

3.缺乏平安感，沒有信仰，心靈無所皈依者。

4.無依無靠、無父無母、失去所愛至親，因遭逢大變故而震驚害怕的人。

5.給困頓潦倒，陷入生命低潮的人。

6.身體嚴重淤滯、缺氧者。

7.下方氣輪無力或是淤滯者。

8.心氣不足者。

配方原則

1.配方上沒有禁忌，只要其他精油的功能與沒藥的目標協調一致即可。

2.不需要與兩種以上的其他脂類精油合用。

3.盡量不要與茶樹精油、藍膠尤加利精油合用；盡量不要與高度激發情緒的精油合用（如綠茶精油）；盡量不要與瞬間令人有迷醉或興奮感的精油合用（依蘭依蘭精油）；盡量不要與能量銳利的精油合用（leleshwa精油、鼠尾草精油），會阻礙沒藥能量的運作。

不同產地的差異

野生衣索比亞沒藥是採自年份較老的沒藥樹，能量更深沉、遼闊且強大，從膻中入，循行腎經與膀胱經，卻影響全身，調控全身氣機。

索馬利亞沒藥，採於較年輕的沒藥樹，能量亦是強大，循行速度較快，主攻下方氣輪。

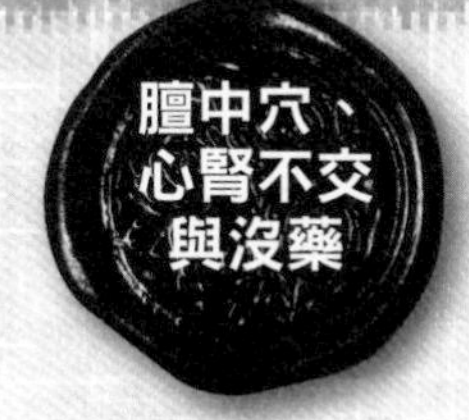

腎經與膀胱經、膻中強心、解焦慮、解憂鬱、間質性膀胱炎、坐骨神經痛、退化性關節炎、經後調理、產後調理、與死神奮戰，以上十種OMaroma配方都以沒藥作為配方中的壓陣將軍。

除了腎經與膀胱經養生霜是主治腎經與膀胱經，其他八種的主治都與膻中穴不平衡及心腎不交有關。沒藥主治的就是膻中穴的氣機調控，以及藉此平衡心腎之陰陽與水火之交融，同時此八種配方都與治療體虛與氣虛有關。

膻中強心配方加強心氣，令心氣穩定可提取腎氣與肝氣，生命數字缺4者，天生膻中較弱，心氣較為不足。女性崩漏者，下焦氣虛與血虛者，止血之後，需用此配方提心氣，使其心氣穩定得以守住下焦之氣血，故用沒藥在配方中。

解焦慮、解憂鬱此兩種配方，對治膻中氣機不良，胸中鬱氣無法宣發，清氣無法入心肺，導致正氣不足，有情緒困擾與膻中氣機不良是互為因果。

從身體機制來看焦慮症與憂鬱症：膻中不安，虛火熾盛，心輪激躁，所以焦慮。膻中虛弱，心火微弱，心輪空虛，於是憂鬱。

焦慮症與憂鬱者實為不同病症，但是表現在臨床上有很多徵兆是重疊的，綜合有如下症候：身體部分有失眠、氣虛、體虛、飲食失調、身體各部位的僵硬與疼痛、緊張時會有神經性咳嗽、經常感冒，情緒上暴躁易怒、精神萎靡、意識無法專注、記憶力變差、極端負面思考、嚴重者有幻聽（覺）幻視，還沒搞死自已就可能已經先搞瘋身邊的人，最後導致人際關係破裂，甚至無法正常工作。

某些人不願意接受或是沒有機會接受心理治療，使用此兩配方通常可以紓解情緒與相關行為症狀，減緩虛弱無力、失眠、情緒波動、身體疼痛等症狀，讓他身體舒暢之後有能量去面對與解決根本問題。因為，精油的作用是從身、心、靈三層面介入，使用此兩配方，心中的鬱結與障礙減輕後，才會驀然驚醒，看到自己當下的狀態而願意求助心理治療。

坐骨神經痛是因為腎虛內傷，以及外感風、濕、寒引起的，心理上的因素是壓力、情緒抑鬱、憤怒不能紓解而導致。

腎虛內傷，因先天不足、後天失調、過度勞累、外傷重擊等都可能傷及腎與腎經、膀胱經，很多坐骨神經痛患者年輕時膀胱經下焦位置曾經受過外傷，年輕時氣血旺而沒發病，待氣血漸虛就壓不住而發病，女性通常在懷孕或是生產後發病，更年期也是易發病期。

外感風、濕、寒、熱，因久居濕冷與濕熱之地，體濕冷又受風，使外邪入侵，寒邪令腎水凝滯，濕邪濕熱都令經絡阻滯，邪冷溼氣流注膀胱經脈引發四肢與關節疼痛。

坐骨神經痛配方不是單純止痛配方，主要作用在於補充下焦之正氣，同時強力排除導致疼痛的濕寒氣鬱結，另外也處理了導致坐骨神經痛的情緒因素，沒藥能強力疏散血瘀，帶領眾家精油主導治療的運作。

我曾經得過嚴重的坐骨神經痛（椎間盤突出）與全身性的風濕性關節炎（關節鈣化）約兩年多（1998年發作），完全無法彎腰，雙手無法抬起，手指僵硬無法彎曲，全身僵硬疼痛，有時候甚至走動一步都有困難，活像個生鏽的機器人。中西醫與許多另類療法都醫不好，最後是在我認真持續禪修之下復原到約七成，爾後平常已經不會痛，只會有關節僵硬感，當天氣變化或是身體疲倦時，才會發病，也是到2008年用垂直排酸養生霜，才根治關節痛與坐骨痛的毛病，所以我是我發明的配方的第一個受惠者。

但是垂直排酸是強力消除深層淤滯，見到血瘀、氣結一律殺無赦，若是發病正痛時使用垂直排酸，會痛得更厲害，因此我就另外設計了坐骨神經痛配方，來幫助這些受疼痛所苦的人。

很多中老年女性都有坐骨神經痛的毛病，年紀更長之後就會發作退化性關節炎，這是老化的病症之一，最主要的病位在腿部的膝關節，退化性關節炎導致年長者行動不便，嚴重影響年長者的生活品質與情緒，家人與子女等也都會受到波及，長期使用此配方比吃止痛藥與消炎藥更加有效，已經得到不少患者的肯定。退化性關節炎配方除強力消炎止痛外，也是用沒藥來化瘀補氣，提振老人家的氣血循環。

經後調理、產後調理、與死神奮戰配方也都引用了沒藥對膻中的功能以及對腎與腎經的培補功效。

膻中穴有多重要呢？

膻中穴位於兩乳之間，所謂「氣聚膻中」，全身氣血循環所需的能量在此聚集與傳出，也是人體中的重要罩門。心臟不好的人或是情緒有嚴重障礙的人，只要輕觸其膻中穴，就會有痛感，同時情緒馬上出現很大波動，會出現攻擊性的情緒反應，或是突然大哭。

氣如何聚於膻中？

心臟的主動脈轉彎弓處即膻中穴，也就是心臟打出血液的壓力波產生能量振動的位置，此能量振動就是中醫說的「氣」，主導血液循環的動力。人體中所有的氣，都是從膻中出發，可見膻中穴對全身氣機的重要性。

因此沒藥以調控膻中之氣，幫助使用者處理全身的氣機不平衡，也促使免疫系統正常運作，同時啟動自我療癒系統。

沒藥也可以補充腎氣，修復腎與腎經、膀胱經的阻滯。五臟中唯有腎是左右對稱，負責協調陰陽兩種基礎生命能量，人體的真陰、真陽內寄於腎，腎臟一旦發病，必是重危症。

腎臟與腎經主生殖、生長、發育、生髓、充腦、主骨、化血、主水液、納氣。

先天腎氣，也就是元氣，隨年齡增長而耗損，其他諸如疾病、性慾過度、熬夜、勞累、藥害，都加速耗傷腎氣。一個人的壽命長短繫乎先天腎氣之多寡，以及後天腎精、腎水之養護。生命數字1數與2數各只有一個或是缺乏者，先天腎氣弱，需要後天修煉下盤之氣機，若行淫無度、生活糜爛、過度勞累，將使已經不足的腎氣加速耗損，最嚴重的情況就是早衰短命。

腎氣虛即無法與心氣相交，也可說心火無法與腎水相交相融。若是把身體看作一個橢圓形球體，我認為心與腎就如同橢圓形的雙圓心，一上一下聯合調控全身的氣血運作，所謂心腎不交，心火不能下行，腎水無法上升，身心靈必然出狀況，中醫常言高血壓以及失眠問題都源自心腎不交。

以王維工教授所言：「心腎不交的原因是靜脈回流不足，導致高血壓、失眠多夢、健忘、心悸、熱潮盜汗、夜尿。」人體中的靜脈回流是靠動脈脈動的拍打以幫助靜脈的收縮，加上靜脈瓣膜的律動，造成靜脈的回流。下肢的氣機由腎經與膀胱經主管，當腎氣充分時，動脈的脈動穩定地幫助靜脈回流，若是腎氣不足，動脈的脈動就不足以送靜脈中的血液回到心臟。

當心臟的血液回流不足，心室的充血就不足，於是無法完成正常的心臟收縮，如同弓沒有拉滿，箭就射不遠，血液循環就會不良，身體器官所需的氧與養份於是不足，又回頭惡化了血液循環的氣能。因此腎脈虛者，靜脈回流不佳，中醫稱此為心腎不交。

心腎不交的結果是心臟輸出的血不足，所以就需要更用力工作，又導致血壓升高、心跳快速與心火虛旺，心火虛旺又需要用腎水去平衡；若腎虛，腎水無法上行，也需要心火的幫助，因此產生惡形循環。

沒藥正好可扮演此一角色，幫助心腎相交。故本草綱目中說，關節腫痛、筋骨損傷、婦女血暈、產後惡血，皆可用沒藥，實則因為沒藥主治對膻中的調控與腎氣的培補。因為有此根本功能，才有其他衍生出的療效，這是我在精油研究中的發現，必須要先掌握每種精油的根本能量，才能真正有效實用精油在臨床驗證中。

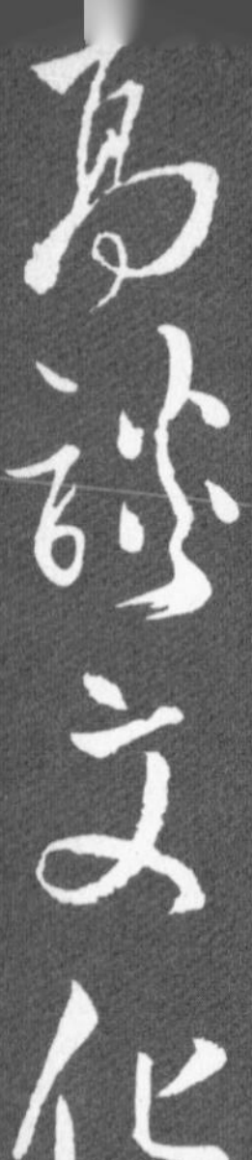

★藝術館

書名	作者	定價
佩姬・古根漢	佩姬・古根漢	220
你不可不知道的300幅名畫及其畫家與畫派	高談文化編輯部	450
面對面與藝術發生關係	藝術世界編輯部	320
我的美術史	魏尚河	420
梵谷檔案	肯・威基	300
你不可不知道的100位中國畫家及其作品	張桐瑀	480
郵票中的祕密花園	王華南	360
對角藝術	文：董啟章　圖：利志達	160
少女杜拉的故事	佛洛伊德	320
你不可不知道的100位西洋畫家及其創作	高談文化編輯部	450
從郵票中看中歐的景觀與建築	王華南	360
我的第一堂繪畫課	文/烏蘇拉・巴格拿 圖/布萊恩・巴格拿	280
筆記書—這樣的快樂	林慧清	280
看懂歐洲藝術的神話故事	王觀泉	360
向舞者致敬——全球頂尖舞團的過去、現在與未來	歐建平	460
致命的愛情——偉大音樂家的情慾世界	毛昭綱	300
米開朗基羅之山——天才雕刻家與超完美大理石	艾瑞克・西格里安諾	450
圖解西洋史	胡燕欣	420
歐洲的建築設計與藝術風格	許麗雯暨藝術企畫小組	380
打開「阿帕拉契」之夜的時光膠囊—— 是誰讓瑪莎・葛萊姆的舞鞋踩踏著柯普蘭的 神祕音符？	黃均人	300
超簡單！幸福壓克力彩繪	程子潔暨高談策畫小組	280
西洋藝術中的性美學	姚宏翔、蔡強、王群	360
女人。畫家的繆斯或魔咒	許汝紘	360
用不同的觀點，和你一起欣賞世界名畫	許汝紘	320
300種愛情——西洋經典情畫與愛情故事	許麗雯暨藝術企劃小組	450

電影100名人堂	邱華棟、楊少波	400
比亞茲萊的插畫世界	許麗雯	320
西洋藝術便利貼—— 你不可不知道的藝術家故事與藝術小辭典	許麗雯	320
從古典到後現代：桂冠建築師與世界經典建築	夏紓	380
城記	王軍	500
書．裝幀	南伸坊	350
宮殿魅影——埋藏在華麗宮殿裡的美麗與哀愁	王波	380
用不同的觀點和你一起欣賞世界名畫	許汝紘	320

★音樂館

尼貝龍根的指環	蕭伯納	220
卡拉絲	史戴流士．加拉塔波羅斯	1200
你不可不知道的100部歌劇（精）	高談文化編輯部	350
愛之死	羅基敏、梅樂亙	320
洛伊-韋伯傳	麥可．柯凡尼	280
你不可不知道的音樂大師及其名作 I	高談文化編輯部	200
你不可不知道的音樂大師及其名作II	高談文化編輯部	280
你不可不知道的音樂大師及其名作III	高談文化編輯部	220
文話文化音樂	羅基敏、梅樂亙	320
你不可不知道的100首名曲及其故事	高談文化編輯部	260
剛左搖滾	吉姆．迪洛葛迪斯	450
你不可不知道的100首交響曲與交響詩	高談文化編輯部	380
杜蘭朵的蛻變	羅基敏、梅樂亙	450
你不可不知道的100首鋼琴曲與器樂曲	高談文化編輯部	360
你不可不知道的100首協奏曲及其故事	高談文化編輯部	360
你不可不知道的莫札特100首經典創作及其故事	高談文化編輯部	380

書名	作者	定價
聽音樂家在郵票裡說故事	王華南	320
古典音樂便利貼	陳力嘉撰稿	320
「多美啊！今晚的公主！」—— 理查．史特勞斯的《莎樂美》	羅基敏、梅樂亙編著	450
音樂家的桃色風暴	毛昭綱	300
華格納．《指環》．拜魯特	羅基敏、梅樂亙著	350
你不可不知道的100首經典歌劇	高談文化編輯部	380
你不可不知道的100部經典名曲	高談文化編輯部	380
你不能不愛上長笛音樂	高談音樂企畫撰稿小組	300
魔鬼的顫音——舒曼的一生	彼得．奧斯華	360
如果，不是舒曼—— 十九世紀最偉大的女鋼琴家克拉拉．舒曼	南西．瑞區	300
永遠的歌劇皇后：卡拉絲		399
你不可不知道的貝多芬100首經典創作及其故事	高談文化音樂企劃小組	380
你不可不知道的蕭邦100首經典創作及其故事	高談文化音樂企劃小組	320
小古典音樂計畫Ⅰ： 巴洛克、古典、浪漫樂派（上）	許麗雯	280
小古典音樂計畫Ⅱ：浪漫（下）、國民樂派篇	許麗雯	300
小古典音樂計畫Ⅲ：現代樂派	許麗雯	300
蕭邦在巴黎	泰德．蕭爾茲	480
舒伯特——畢德麥雅時期的藝術/文化與大師	卡爾．柯巴爾德	350
音樂與文學的對談——小澤征爾vs大江健三郎	小澤征爾、大江健三郎	280
電影夾心爵士派	陳榮彬	250
愛上經典名曲101	許汝紘暨音樂企劃小組	380
圖解音樂史	許汝紘暨音樂企劃小組	350

★時尚設計館

你不可不知道的101個世界名牌	深井晃子主編	420
品牌魔咒（精）	石靈慧	580
品牌魔咒（全新增訂版）	石靈慧	490
你不可不知道的經典名鞋及其設計師	琳達・歐姬芙	360
我要去英國shopping——英倫時尚小帖	許芷維	280
衣Q達人——打造時尚品味的穿衣學	邱瑾怡	320
螺絲起子與高跟鞋	卡蜜拉・莫頓	300
決戰時裝伸展台	伊茉琴・愛德華・瓊斯及一群匿名者	280
床單下的秘密——奢華五星級飯店的醜聞與謊言	伊茉琴・愛德華・瓊斯	300
金屬編織——未來系魅力精工飾品DIY	愛蓮・費雪	320
妳也可以成為美鞋改造達人—— 40款女鞋大變身，11位美國時尚設計師聯手出擊實錄	喬・派克漢、莎拉・托利佛	320
潘朵拉的魔幻香水	香娜	450
鐵路的迷你世界——鐵路模型	王華南	300
日本文具設計大揭密	「シリーズ知・靜・遊・具」 編集部　編	320
時尚關鍵字	中野香織	280
時尚經濟	妮可拉・懷特、 伊恩・葛里菲斯	420
你抓不住的北京天際線	文/邱竟竟 攝影/Noel Thomas	300

★人文思潮館

文人的飲食生活（上）	嵐山光三郎	250
文人的飲食生活（下）	嵐山光三郎	240
愛上英格蘭	蘇珊・艾倫・透斯	220
千萬別來上海	張路亞	260

高談文化

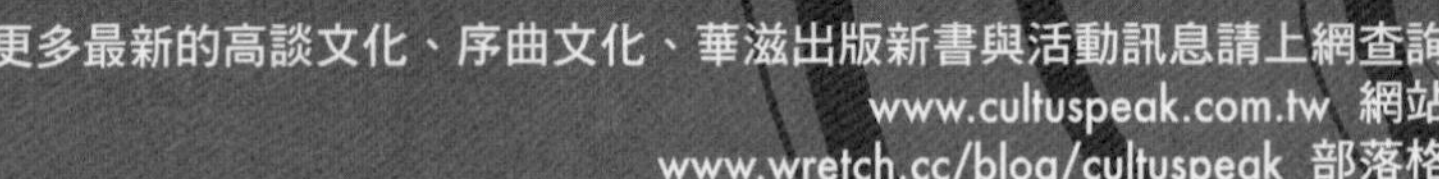
更多最新的高談文化、序曲文化、華滋出版新書與活動訊息請上網查詢
www.cultuspeak.com.tw 網站
www.wretch.cc/blog/cultuspeak 部落格

東京·豐饒之海·奧多摩	董啟章	250
數字與玫瑰	蔡天新	420
穿梭米蘭昆	張釗維	320
體育時期（上學期）	董啟章	280
體育時期（下學期）	董啟章	240
體育時期（套裝）	董啟章	450
十個人的北京城	田茜、張學軍	280
N個隱祕之地	稅曉潔	350
我這人長得彆扭	王正方	280
流離	黃宜君	200
千萬別去埃及	邱竟竟	300
柬埔寨：微笑盛開的國度	李昱宏	350
冬季的法國小鎮不寂寞	邱竟竟	320
泰國、寮國：質樸瑰麗的萬象之邦	李昱宏	260
越南：風姿綽約的東方巴黎	李昱宏	240
不是朋友，就是食物	殳俏	280
帶我去巴黎	邊芹	350
親愛的，我們婚遊去	曉瑋	350
騷客·狂客·泡湯客	嵐山光三郎	380
左手數學.右手詩	蔡天新	420
天生愛流浪	稅曉潔	350
折翼の蝶	馬汀·弗利茲、小林世子	280
不必說抱歉——圖書館的祕境	瀨尾麻衣子	240
改變的秘密：以三個60天的週期和自己親密對話	鮑昕昀	300
書店魂——日本第一家個性化書店LIBRO的今與昔	田口久美子	320
橋藝主打技巧	威廉·魯特	420
新時代思維的偉大搖籃——百年北大的遞嬗與風華	龐洵	260

一場中西合璧的美麗邂逅——百年清華的理性與浪漫	龐洵	250
夢想旅行的計畫書	克里斯・李 Chris Li	280

★環保心靈館

我買了一座森林	C. W. 尼可（C.W. Nicol）	250
狸貓的報恩	C. W. 尼可（C.W. Nicol）	330
TREE	C. W. 尼可（C.W. Nicol）	260
森林裡的特別教室	C. W. 尼可（C.W. Nicol）	360
野蠻王子	C. W. 尼可（C.W. Nicol）	300
森林的四季散步	C. W. 尼可（C.W. Nicol）	350
獵殺白色雄鹿	C. W. 尼可（C.W. Nicol）	360
威士忌貓咪	C.W.尼可（C.W. Nicol）、森山徹	320
看得見風的男孩	C.W.尼可（C.W. Nicol）	360
北極烏鴉的故事	C.W.尼可（C.W. Nicol）	360
吃出年輕的健康筆記	蘇茲・葛蘭	280
製造，有機的幸福生活	文/駱亭伶 攝影/何忠誠	350
排酸療法	許麗雯	300
你不可不知道的現代靈媒啟示錄	蔡君如口述・許汝紘執筆	280
女巫的12面情緒魔鏡	張瀞文	300
數字密碼	杜順傑	270
情緒遊戲	張瀞文	300

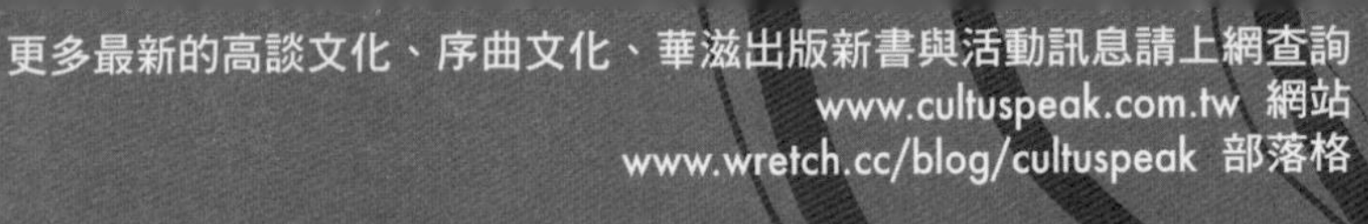

★未來智慧館

贏家勝經——台商行業狀元成功秘訣	陳明璋	280
吉星法則——掌握改變人生、狂賺財富的好機會	李察・柯克	300
吻青蛙的理財金鑰——童話森林的19堂投資入門課	米杜頓兄弟	299
人蔘經濟	大衛・泰勒	330
植物帝國：七大經濟綠寶石與世界權力史	達・托比・馬斯格雷夫、威爾・馬斯格雷夫	360

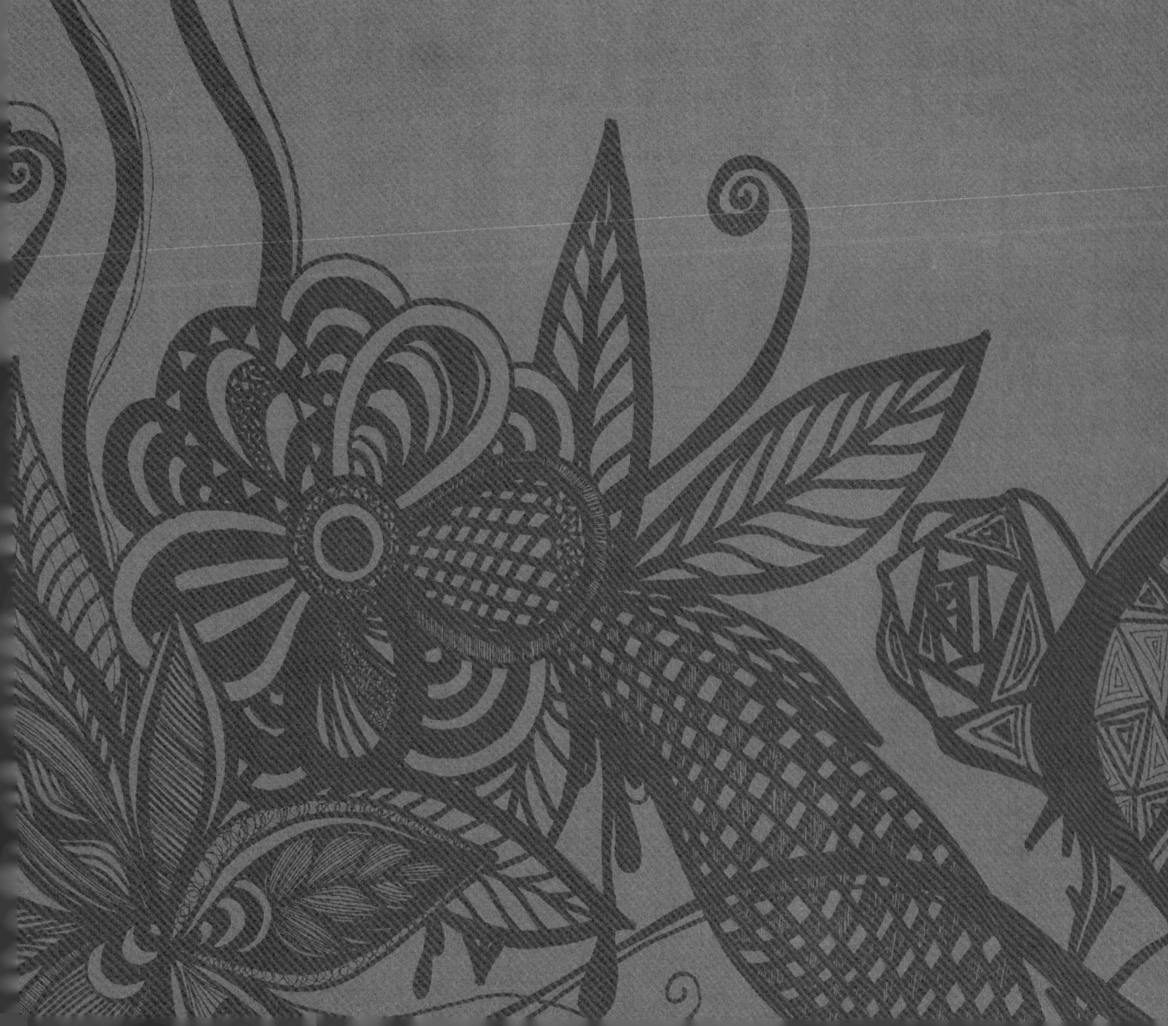

106-96

台北市大安區忠孝東路四段341號11樓之3

佳赫文化行銷有限公司　收

姓名：

地址：

○○○-○○

高談文化、序曲文化、華滋出版 讀者回函卡

謝謝您費心填寫回函、寄回（免貼郵票），就能成為我們的VIP READER。未來除了可享購書特惠及不定期異業合作優惠方案外，還能早一步獲得最新的新書資訊。

姓名：　○男 ○女　生日：　年　月　日

E-mail：

學校：　電話：　手機：

[購買書名]

[您從何處知道這本書]

○書店（□誠品 □金石堂）　○網路or電子報　○廣告DM　○報紙　○廣播　○親友介紹　○其他

[您通常以何種方式購書]（可複選）

○逛書店　○網路書店　○郵購　○信用卡傳真　○其他

[您對本書的評價]

□定價　□內容　□版面設計　□印刷　□整體評價

（請填代號：1.非常滿意　2.滿意　3.普通　4.不滿意　5.非常不滿意）

[您的閱讀喜好]

○音樂　○藝術　○設計　○戲劇　○建築　○傳記　○旅遊　○散文　○時尚

[您願意推薦親友獲得我們的新書訊息]

姓名：＿＿＿＿＿＿　電話：＿＿＿＿＿＿

地址：＿＿＿＿＿＿＿＿＿＿＿＿

E-mail：＿＿＿＿＿＿＿＿＿＿＿

[您對本書的建議]

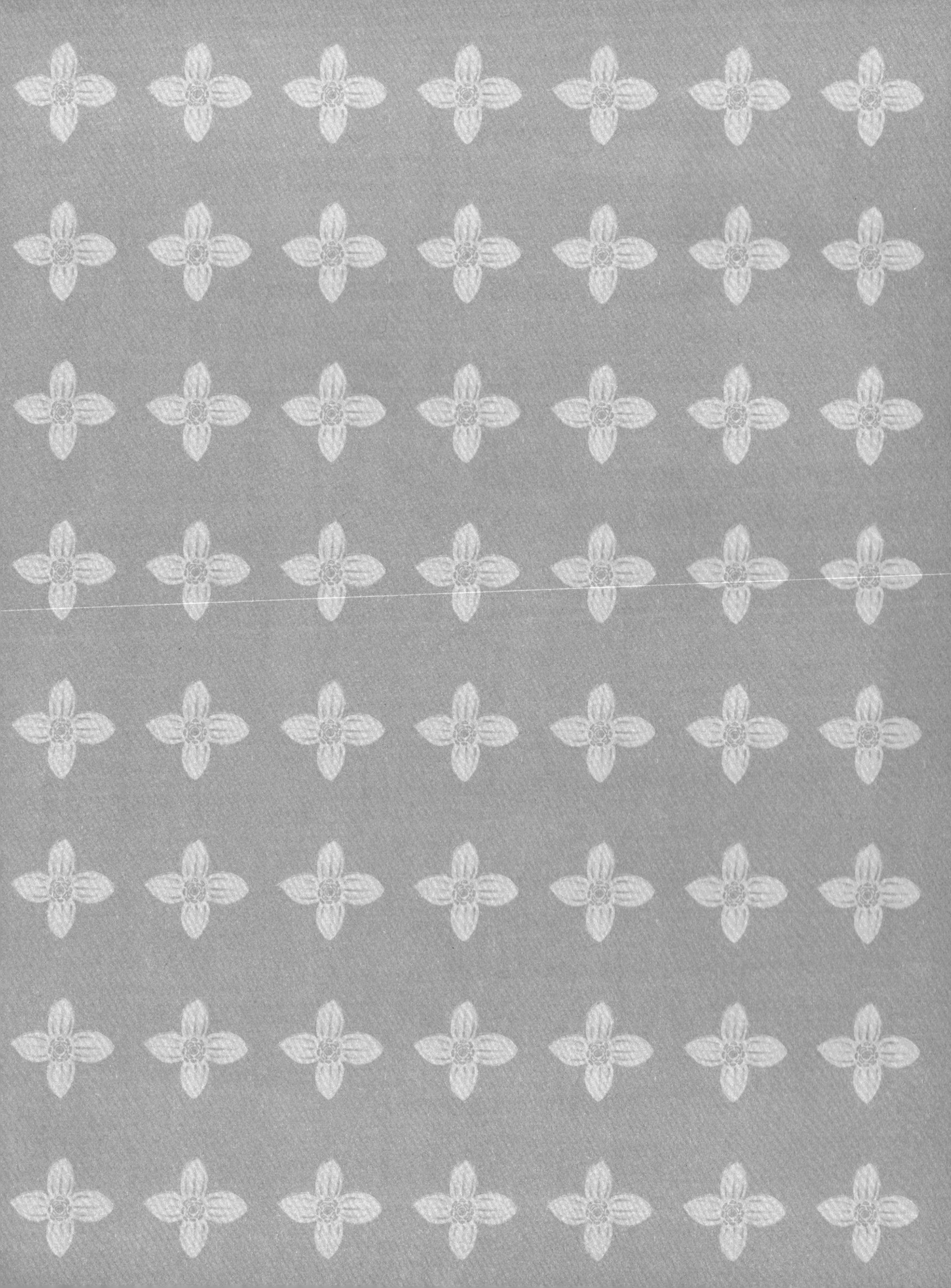

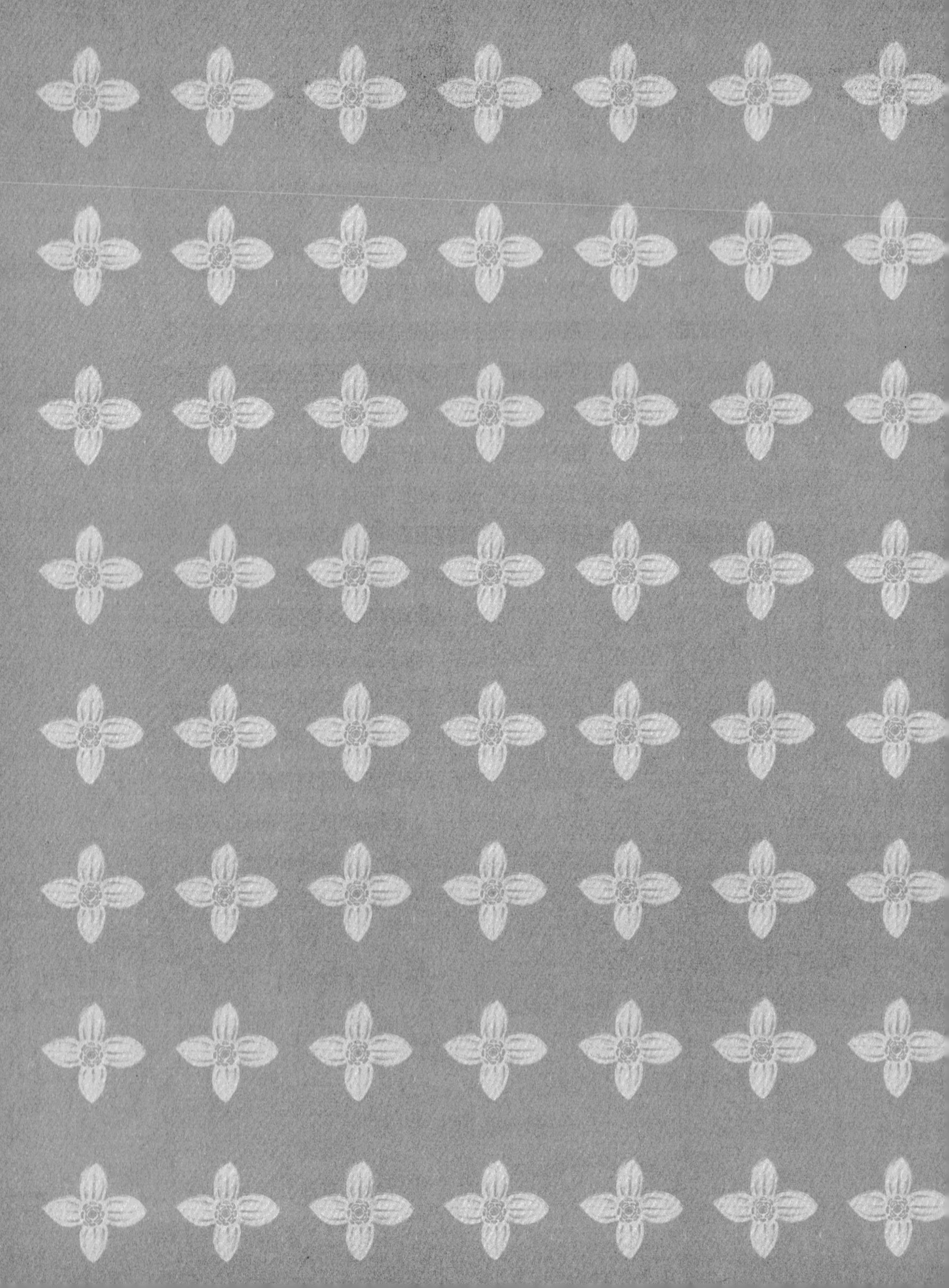